Dr. Jörg Zittlau

Natürliche
Arzneimittel

Die Naturapotheke für alle Beschwerden von Allergien bis Verstopfung.
Anwendungen mit Aromaölen, Kefir, Kräutern, Tees, Wein, Weizengrassaft u.v.m.

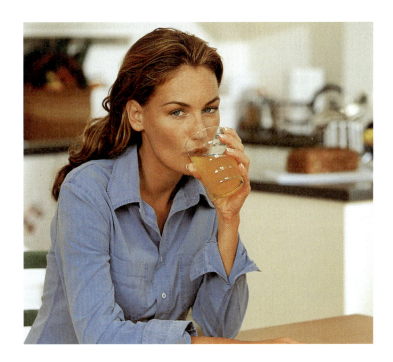

LUDWIG

Inhalt

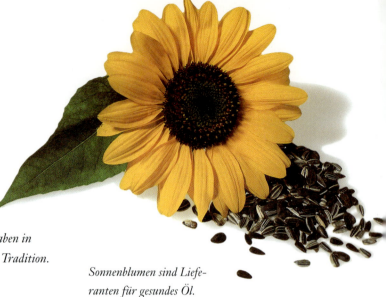

4 Gesund auch ohne Rezeptblock

Arzneimittelersatzstoffe haben in vielen Kulturen eine lange Tradition.

Sonnenblumen sind Lieferanten für gesundes Öl.

6 Arzneimittelersatzstoffe richtig anwenden

Die Grundlage einer erfolgreichen Selbstbehandlung ist ein gewissenhafter Umgang mit dem Heilmittel.

10 Heilkraft aus dem Reich der Pflanzen

Nutzen auch Sie das Heilpotenzial aus der Naturapotheke!

10 Gemüse und Obst

12 Hanfsamen

14 Kräuter und Gewürze

18 Pilze

20 Gesundes aus Milch

Milchprodukte sind unverzichtbar für den gesamten Organismus.

20 Joghurt

22 Kefir

24 Heilkräfte in flüssiger Form

»Zaubertränke« für jeden Tag und was sie bewirken können.

24 Essig

25 Grüner Tee

28 Kombuchatee

29	Lapachotee		48	**Weitere Arzneimittelersatzstoffe**
31	Rotbuschtee			*Von Bierhefe bis Weizengrassaft – hier finden Sie den letzten Schliff für eine sanfte und natürliche Heilung.*
32	Wasser			
34	Wein			

36 Heilende Öle

Pflanzen- und ätherische Öle enthalten medizinische Substanzen in hoch konzentrierter Form.

- 36 Aromaöle
- 38 Nachtkerzenöl
- 39 Niembaumöl
- 40 Palmarosaöl
- 41 Sonnenblumenöl
- 42 Teebaumöl

44 Dank den Bienen

Der Sammelfleiß der Bienen beschert den Menschen hochwertige und heilkräftige Naturprodukte.

- 44 Gelée royale
- 45 Honig
- 47 Propolis

- 48 Bierhefe
- 49 Edelsteine
- 51 Grapefruitkernextrakt
- 52 Salz
- 53 Urin
- 55 Weizengrassaft

56 Heilen von A bis Z

Wirkungsvolle Rezepturen zur Vorbeugung und Behandlung von Beschwerden und Krankheiten.

- 56 Mit Arzneimittelersatzstoffen behandeln
- 95 Über dieses Buch
- 96 Register

Propolis ist ein natürliches Antibiotikum.

Gesund auch ohne Rezeptblock

Naturmedizin liegt zweifellos im Trend. 1997 griffen 65 Prozent aller Bundesbürger zu Naturheilmitteln. Frauen und junge Menschen fühlen sich hier besonders angesprochen. Und auch in der Ärzteschaft hat sich etwas getan: Immer häufiger werden Heilmittel aus der Naturapotheke verschrieben.

Diese Rückbesinnung auf natürliche Heilmittel bedeutet allerdings nicht unbedingt, dass weniger industriell hergestellte Tabletten, Salben und Tinkturen verwendet würden. Immer noch schluckt jeder Bundesbürger im Durchschnitt etwa eine Pille täglich. Arzneimittel – ob nun aus natürlichen oder synthetischen Stoffen hergestellt – bilden nach wie vor die Basis der Bemühungen, sich von Krankheiten zu befreien. Dabei sind Medikamente längst nicht immer notwendig, oder zumindest sind sie in ihrer Menge reduzierbar. Die Medizingeschichte gibt dazu zahlreiche interessante Beispiele.

Positive Erfahrungen mit Arzneimittelersatzstoffen

In Russland existierten im 19. Jahrhundert Kliniken, in denen man Magengeschwüre, Schwindsucht und Blutarmut mit Hilfe von Kefir und Kumyss, einem kefirähnlichen Produkt aus Pferde- oder Eselsmilch, behandelte. Im alten China vertrauten die Ärzte dem grünen Tee, die Tibeter heilten unter Verwendung von Metallen und Edelsteinen. In der Ayurveda-Gesundheitslehre spielen Gewürze eine wichtige Rolle, und der antike griechische Arzt Hippokrates (ca. 460–370 v. Chr.) empfahl das Trinken von Urin, um Geschwüre, Schlangenbisse, Tollwut und chronische Augenleiden zum Abklingen zu bringen. Erinnert sei schließlich auch noch an die Erkenntnisse des Pfarrers Sebastian Kneipp (1821–1897), der dem Wasser unzählige Heilwirkungen zu entlocken vermochte.

Viele Arzneimittelersatzstoffe sind mittlerweile ähnlich gut erforscht wie Medikamente. Deshalb können ihre Wirkungen auch recht genau und zuverlässig beschrieben werden.

Viele dieser historischen, auf Erfahrungswissen beruhenden Heilweisen konnten wissenschaftlich belegt werden. So steht heute fest, dass bestimmte pflanzliche und milchsauer vergorene Nahrungsmittel Stoffe enthalten, die bei der Heilung von Krebserkrankungen hilfreich sein können. Auch die therapeutischen Wirkungen von Wasser und Gewürzen sind unbestritten. Was Urin, Duftöle und Steine angeht, so sind wissenschaftliche Fakten bislang Mangelware. Tatsache ist jedoch, dass auch sie Erfolge haben. Und es wäre sicherlich ebenso arrogant wie oberflächlich, deren Wirkungen allein auf die Einbildungskraft der Patienten zurückführen zu wollen.

Was sind Arzneimittelersatzstoffe?

Die Frage nach dem Wesen von Arzneimittelersatzstoffen lässt sich am besten beantworten, indem man zunächst ihr Wesen erklärt. Ihr Charakter besteht darin, dass sie nicht zum Genuss, zur Ernährung oder als Kosmetika eingesetzt werden, sondern ausschließlich dazu, Krankheiten zu heilen. Dies bedeutet, dass auch die meisten Heilpflanzen Arzneimittel sind. Gewürzpflanzen jedoch dienen in erster Linie der geschmacklichen Aufwertung von Speisen, sie werden deshalb hier als Arzneimittelersatzstoffe behandelt, wobei auch einige Würzpflanzen vertreten sind, die Tradition als Heilmittel haben (z. B. Salbei und Thymian). Die Öle von Niembaum, Teebaum, Palmarosa und Sonnenblume finden sich eher in Drogerien und Reformhäusern als in Apotheken. Auch sie werden daher in diesem Ratgeber als Arzneimittelersatzstoffe eingestuft. Gleiches gilt für Urin und Edelsteine. Bei Nahrungsmitteln, die der Gesundheit besonders förderlich sind (z. B. Obst und Gemüse), ist die Sachlage ohnehin klar.

Das Buch erhebt keinen Anspruch auf Vollständigkeit, wohl aber auf Anwendbarkeit. Es stellt nur solche Arzneimittelersatzstoffe vor, deren Wirksamkeit offensichtlich ist, die leicht verfügbar und in der Verwendung unkompliziert und unproblematisch sind. So abenteuerliche Arzneimittelersatzstoffe wie Schlangenfleisch oder Kaninchenhirn werden Sie also genauso wenig finden wie Hinweise zur Anwendung von Elefantengallensteinen.

Ein großer Vorteil der Arzneimittelersatzstoffe liegt darin, dass sie in der Regel preiswert und durchweg leicht anzuwenden sind. Auch ist das Risiko von Nebenwirkungen durchschnittlich geringer als bei synthetischen Medikamenten.

Arzneimittelersatzstoffe richtig anwenden

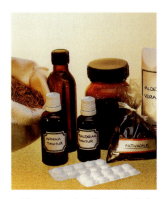

Hausmittel – die natürliche Alternative.

Immer mehr Menschen nehmen ihre Gesundheit und die Therapie ihrer Krankheiten in die eigenen Hände. Hausmittel sind auf dem besten Weg, wieder zu einer festen Einrichtung in unserer Gesellschaft zu werden. Und hier spielen die Arzneimittelersatzstoffe eine wichtige Rolle. Die Selbstbehandlung mit ihnen ist zwar weitgehend gefahrlos; wer aber größtmöglichen Nutzen daraus ziehen möchte, muss dennoch einige wichtige Regeln einhalten, sonst können Arzneimittelersatzstoffe auch Schaden anrichten.

Die Diagnose muss gesichert sein

Wenn Beschwerden das erste Mal auftreten, ist in jedem Fall Vorsicht geboten, denn beinah jedes Symptom kann durch unterschiedlichste Ursachen ausgelöst werden. Muss man beispielsweise erbrechen, so kommt eine ganze Palette von Krankheiten infrage – sie reicht vom Magengeschwür über Darmverschluss und Nierenversagen bis hin zu Vergiftungen. Eine Selbstbehandlung empfiehlt sich also nur dann, wenn bestimmte Symptome schon öfter aufgetreten, also bekannt sind bzw. schon früher eindeutig und zuverlässig durch einen Arzt diagnostiziert wurden.

Alle Beschwerden, die länger als drei Tage andauern oder sich unter dem Einsatz von Arzneimittelersatzstoffen verschlimmern, sollten unbedingt ärztlicherseits abgeklärt werden!

Nicht alle Krankheiten selbst behandeln

Bestimmte Beschwerden sind für die Eigenbehandlung gänzlich ungeeignet. Dazu zählen: Bewusstseinstrübungen, Krampf- und Asthmaanfälle, länger als drei Tage andauerndes Fieber, Lähmungserscheinungen jeglicher Art, starke Schmerzen im Brust- und Bauchraum, Herzrhythmusstörungen und Beschwerden während der Schwangerschaft, deren Ursache nicht eindeutig geklärt ist.

Nicht zu viel des Guten tun

Behandeln Sie jedes Symptom jeweils nur mit einem Mittel, setzen Sie generell nur möglichst wenige gleichzeitig ein.
Wer Zahnfleischentzündungen sowohl mit Teebaumöl als auch mit einem salizylsäurehaltigen Präparat behandelt, tut des Guten einfach zu viel, denn die Wechselwirkungen von Arzneimitteln und Arzneimittelersatzstoffen sind nur sehr schwer kalkulierbar. Auch wer ausschließlich Arzneimittelersatzstoffe miteinander kombiniert, kann damit das Risiko von Nebenwirkungen erhöhen.

Auf das Verfallsdatum achten

Ein Arzneimittelersatzstoff, dessen Verfallsdatum überschritten ist, besitzt geringe Wirkchancen, birgt dafür aber hohe Risiken. Nicht einwandfreie Lebensmittel taugen genauso wenig wie ranzige Öle oder verschimmelte Hanfsamen. Nur eine Gruppe von Arzneimittelersatzstoffen ist unbegrenzt haltbar, nämlich die der Steine.

Vorsicht bei Daueranwendung

Heilende Nahrungsmittel kann man natürlich auch nach dem Abklingen der Beschwerden unbesorgt weiter verzehren, doch ansonsten gilt für Arzneimittelersatzstoffe dasselbe wie für Medikamente: Sie müssen nach ihrem Einsatz zu therapeutischen Zwecken abgesetzt oder zumindest in ihrer Dosierung deutlich reduziert werden.

Gesunde Nahrungsmittel und bestimmte Medikamente

Dass Alkohol und Nikotin die Wirkung von Arzneimitteln beeinflussen, ist bekannt. Weit weniger bekannt ist, dass sich die Wirkung verschiedener Medikamente auch durch den Genuss bestimmter Nahrungsmittel verstärken bzw. abschwächen lässt. Dabei handelt es sich bisweilen um Nahrungsmittel, die eigentlich ausgesprochen gesund sind. Die folgende Auflistung verschafft Ihnen einen Überblick.

> **Es ist anzuraten, Arzneimittelersatzstoffe nicht in extremen Dosierungen zu verwenden. Andernfalls können diese genauso zu Schäden führen wie normale Medikamente auch. Generell gilt: Das Risiko unerwünschter Wirkungen steigt mit der Höhe der Dosierung.**

Antibiotika – Milchprodukte

Zu den bekanntesten Antibiotika zählen die so genannten Gyrasehemmer wie Cinoxacin, Ciprofloxacin, Enoxacin, Fleroxacin, Nalidixinsäure, Norfloxacin, Ofloxacin, Pefloxacin, Pipemidsäure und Rosoxacin sowie die so genannten Tetracycline (Demeclocyclin, Doxycyclin, Metacyclin, Minocyclin, Oxytetracyclin, Tetracyclin). Ihre Wirkung wird durch den Verzehr von Milch und Milchprodukten (Joghurt, Kefir, Käse) um bis zu 40 Prozent eingeschränkt. Diese Nahrungsmittel sollten daher während der antibiotischen Behandlung nur eingeschränkt verzehrt werden.

Antibiotika – grüner Tee und Matetee

Antibiotika aus der Gruppe der Gyrasehemmer (Cinoxacin, Ciprofloxacin, Enoxacin, Fleroxacin, Nalidixinsäure, Norfloxacin, Ofloxacin, Pefloxacin, Pipemidsäure und Rosoxacin) verstärken die Wirkung von Koffein. Wer diese Präparate einnimmt, sollte während der Behandlungszeit weder grünen Tee noch Matetee trinken.

Antidepressiva – tyraminhaltige Nahrungsmittel

Antidepressiva aus der Gruppe der so genannten MAO-Hemmer (Furazolidon, Moclobemid, Procarbazin, Selegilin und Tranylcypromin) können im Zusammenwirken mit tyraminhaltigen Nahrungsmitteln (Milchprodukte, Sauerkraut, Bierhefe und weiße Bohnen) dazu führen, dass extrem große Mengen des Hormons Noradrenalin freigesetzt werden. Zu den möglichen Komplikationen zählen Bluthochdruck und Gehirnblutungen. Meiden Sie daher die genannten Lebensmittel, wenn Sie MAO-Hemmer einnehmen. Außerdem sollten Sie mit Ihrem Arzt sprechen, um eventuell auf andere Antidepressiva umzusteigen. Mittlerweile bietet der Arzneimittelmarkt weit weniger problematische Alternativen wie etwa das Johanniskraut.

Blutgerinnungshemmer – Gemüse mit viel Vitamin K

Hohe Dosierungen an Vitamin K fördern die Blutgerinnung und untergraben dadurch die Wirkung gerinnungshemmender so genannter Antikoagulanzien wie Warfarin und Phenprocoumon, die u. a. zur

---

Zwar setzt der Verzehr von Milchprodukten während einer Behandlung mit Antibiotika deren Wirksamkeit herab. Im Anschluss daran sind Milchprodukte allerdings ausgesprochen empfehlenswert: Mit Joghurt und Kefir lässt sich eine geschädigte Darmflora wieder aufbauen.

Nachbehandlung von Herzinfarkten und anderen arteriosklerotischen Erkrankungen eingesetzt werden. Besonders viel Vitamin K enthalten folgende Nahrungsmittel: Blumenkohl, Bohnen, Brokkoli, Erbsen, Kopfsalat, Rosenkohl, Sauerkraut, Sojabohnen, Spargel und Spinat. Ihr Verzehr sollte während der Behandlung mit Blutgerinnungshemmern nur eingeschränkt erfolgen.

Bisphosphonate und Fluoride – Milchprodukte

Bisphosphonate und Fluoride werden zur Behandlung von Osteoporose eingesetzt. Ihre Wirkung wird durch Nahrungsmittel, die viel Kalzium enthalten (Milch und Milchprodukte), eingeschränkt.
Zwischen der Einnahme von Bisphosphonaten bzw. Fluoriden und dem Verzehr von Milch und Milchprodukten sollten daher mindestens zwei Stunden liegen.

Ciclosporin – Grapefruitprodukte

Ciclosporin verabreicht man zur Unterdrückung überschießender Immunreaktionen und damit zur Behandlung von Allergien und Abstoßungsreaktionen bei Organverpflanzungen.
Die Inhaltsstoffe der Grapefruit verstärken durch ihren Einfluss auf bestimmte Leberenzyme die Bioverfügbarkeit von Ciclosporin um bis zu 20 Prozent. Dieser Umstand muss bei der Dosierung des Medikaments unbedingt berücksichtigt werden.

Kalziumantagonisten – Grapefruitprodukte

Mit Kalziumantagonisten werden Herzrhythmusstörungen und Angina pectoris behandelt. Zu den bekanntesten Kalziumantagonisten zählen die so genannten Nifedipinderivate (Amlodipin, Felodipin, Isradipin, Nicardipin, Nifedipin, Nilvadipin, Nimodipin, Nisoldipin und Nitrendipin). Ihre Bioverfügbarkeit kann bei gleichzeitiger Einnahme von Grapefruitprodukten um bis zu 400 Prozent ansteigen. Die richtige Wirkstoffdosierung wird dadurch zum unkalkulierbaren Pokerspiel. Verzichten Sie deshalb auf Grapefruitprodukte, und greifen Sie während der Behandlung mit Kalziumantagonisten auf andere Zitrusfrüchte (z. B. Orangen) zurück.

> **Ist die Einnahme von Antibiotika unumgänglich, bieten sich als Getränke Rotbusch- und Lapachotee an. Beide Tees sind koffeinfrei, bekömmlich und schmackhaft.**

Heilkraft aus dem Reich der Pflanzen

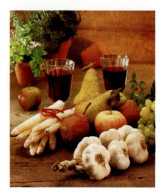

Wer richtig isst, pflegt aktiv seine Gesundheit.

Gemüse und Obst

Krankheiten, die auf Ernährungsfehler zurückzuführen sind, verursachen dem Gesundheitswesen jährlich immense Kosten. Noch immer wissen zu wenige Menschen, dass eine gemüse- und obstreiche Kost zur Gesunderhaltung und oft sogar zur Heilung geeignet ist.

Heiltraditionen

Schon Hippokrates (ca. 460–370 v. Chr.) betonte den Zusammenhang zwischen Nahrung und Gesundheit. Für ihn stand fest, dass der Verlauf einer Krankheit von der Ernährungsweise abhängt. Er vertrat die Ansicht, dass für Heilzwecke vor allem pflanzliche Nahrungsmittel geeignet sind. Dementsprechend kamen bei ihm die unterschiedlichsten vegetarischen Speisen zum Einsatz; sie reichten von der Gurke bis zur Petersilie, vom Kohl bis zur Kresse.

Bis ins 19. Jahrhundert hinein war es durchaus üblich, mit pflanzlichen Nahrungsmitteln zu heilen. Schwere Durchfallerkrankungen wurden mit einer Apfeldiät behandelt und Infektionen mit Zwiebeln oder Meerrettich – oft mit großem Erfolg.

Durch die moderne Pharmazie gerieten diese Heilmethoden in Vergessenheit. Jüngere Forschungen lassen jedoch keinen Zweifel daran, dass einige Gemüse- und Obstsorten in der Tat ein wirksamer Arzneimittelersatz sind.

Gemüse und Obst können in bestimmten Fällen als Arzneimittelersatzstoffe sowohl akut als auch langfristig vorbeugend gesundheitlichen Nutzen bringen.

Medizinische Wirkungen

Mittlerweile ist es gelungen, eine ganze Reihe von heilenden Biostoffen im Gemüse und im Obst zu erforschen. Länger bekannt sind die Ballaststoffe, die ungesättigten Fettsäuren, die Aminosäuren, die Mineralien und Vitamine und deren gesundheitliche Vorzüge. In jüngerer Zeit schließlich ist eine erhebliche Zahl von Biostoffen hinzugekommen, die unter dem Begriff »sekundäre Pflanzenstoffe« zusammengefasst werden. Ihr Wirkungsspektrum ist außerordentlich groß.

Was zu beachten ist

Die meisten Vitamine sind hitzeempfindlich oder werden mit dem Kochwasser herausgespült. Als Rohkost genossen, entfaltet daher das Gemüse seine optimale Wirksamkeit. Es gibt aber auch Ausnahmen. So wirken beispielsweise Möhren am besten, wenn sie mit etwas Fett gedünstet werden. Und Weißkohl ist in Form von vergorenem Sauerkraut wesentlich wertvoller als in seiner naturbelassenen Form. Obst ist der Gesundheit grundsätzlich am förderlichsten, wenn es ganz frisch gegessen wird.

Wenn Sie Gemüse kochen, sollten Sie bei der weiteren Zubereitung der Mahlzeit das Kochwasser möglichst mitverwenden. So sichern Sie sich die im Wasser gelösten Vitamine.

Wann helfen Gemüse und Obst?

Abwehrschwäche	Kiwis, Zitronen, Paprikaschoten, Tomaten
Arteriosklerose	Kiwis, Orangen, Brokkoli, Salat, Möhren, Meerrettich, Zwiebeln
Blähungen	Artischocken, Fenchelkraut
Blasenentzündung	Meerrettich, Himbeeren
Bluthochdruck	Kakifrüchte, Paprikaschoten
Bronchitis	Rettich, Quitten
Darmentzündungen	Äpfel, Rote Johannisbeeren, Wacholderbeeren
Durchfall	Äpfel, Heidelbeeren, Schwarze Johannisbeeren, Möhren
Erkältung	Kürbis, Zwiebeln
Gicht	Gurken, Zwiebeln
Harnsteinleiden	Ananas, Kiwis
Sodbrennen	Brokkoli, Möhren
Verstopfung	Pflaumen, Kartoffeln

Hanfsamen

Obwohl die Hanfpflanze heute überall vorkommt, war sie ursprünglich nur auf einem einzigen Kontinent heimisch: in Asien. Von dort aus begann schließlich ihre weltweite Verbreitung.

Der Hanf ist eine überaus vielseitige Pflanze, deren Bestandteile nahezu alle nutzbringend verwertbar sind. Aus ihren im Pflanzenstiel befindlichen Fasern können sowohl Papier als auch hochwertige Stoffe hergestellt werden, die Blätter und die Samen finden vor allem medizinische Verwendung.

Heiltraditionen

Hanf gehört zu den ältesten Kulturpflanzen der Menschheit überhaupt. Die ersten Spuren seiner Kultivierung stammen aus China und reichen bis in die Zeit um 2800 v. Chr. zurück. Erst viele Jahrhunderte später wurde sein medizinischer Wert erkannt. Die chinesischen Ärzte verwendeten Hanfsamen beispielsweise gegen Menstruationsbeschwerden, Verstopfung, Erbrechen, Vergiftungen und Hauterkrankungen. Auch in der griechischen Antike wurde er zur Behandlung vieler Krankheiten genutzt.

Hildegard von Bingen (1098–1179), die Begründerin des ganzheitlichen Ansatzes bei der medizinischen Behandlung des Menschen, den sie als Gottes Schöpfung mit der Welt und dem gesamten Kosmos vernetzt begriff, erwähnte Hanfsamen als schmerzlinderndes Mittel. Sie empfahl sie insbesondere bei Magenschmerzen sowie bei Geschwüren. Auch spätere mittelalterliche Kräuterbücher empfehlen seine Verabreichung, innerlich bei Blähbauch, Wassersucht und Schmerzen und äußerlich als Pflaster bei Geschwüren und Karbunkeln.

Danach traten die therapeutischen Vorzüge des Hanfs lange in den Hintergrund, sicher nicht zuletzt auch deshalb, weil man von einer Pflanze, die die Rauschmittel Haschisch und Marihuana liefert, nichts Gutes erwartete und sie kriminalisierte. Heute ist der Hanf im Begriff, endlich als wertvolle Heil- und Kulturpflanze wiederentdeckt und »gesellschaftsfähig« zu werden.

Für die Rauschzustände hervorrufenden Wirkungen des Hanfs ist der Stoff Delta-9-Tetrahydrocannabinol verantwortlich. Er ist in den Hüllblättern der Pflanze enthalten, nicht jedoch in ihren Samen.

Medizinische Wirkungen

Hanföl enthält große Mengen an essenziellen Fettsäuren, unter ihnen vor allem Linolsäure sowie Alpha- und Gamma-Linolensäure. Mit einem Anteil von etwa zwei Prozent Gamma-Linolensäure ist Hanföl allen anderen Speiseölen überlegen. Diese essenziellen Fettsäuren stärken unser Immunsystem und sind an der Umwandlung von Nahrungsmitteln in Energie und am Transport dieser Energie im Körper beteiligt. Sie beeinflussen Wachstum, Vitalität und geistige Beweglichkeit. Dieser Effekt wird durch den hohen Vitamin-B-Gehalt des Hanfsamens noch verstärkt.

Außerdem konnte in verschiedenen klinischen Studien die medizinische Wirksamkeit der essenziellen Fettsäuren bei Neurodermitis, prämenstruellem Syndrom und rheumatoider Arthritis eindeutig nachgewiesen werden. Auch das an der Blutgerinnung beteiligte Vitamin K ist im Hanföl nachzuweisen.

Die in Hanfsamen enthaltenen Proteine versorgen den Körper mit Aminosäuren, die für den Aufbau der körpereigenen Eiweiße benötigt werden. Nicht umsonst wurde Hanfsamen mit seinen aufbauenden Eigenschaften früher zur Behandlung von Stoffwechselschäden eingesetzt, die infolge von Tuberkulose (»Schwindsucht«) auftraten.

Was zu beachten ist

Hanfsamen und das daraus gepresste Hanföl lassen sich in verschiedener Weise zubereiten und nutzen. Den Samen kann man roh oder geröstet, gemahlen, geschrotet oder geschält verwenden. Auch das Hanfmehl aus dem nach der Ölgewinnung übrig bleibenden Presskuchen eignet sich für Heilzwecke.

Grundsätzlich gilt, dass Produkte, bei denen die Schale des Hanfsamens zerstört wird, nur begrenzt haltbar sind und daher so rasch wie möglich verbraucht werden müssen. Gesundheitsfördernd und medizinisch wirksam sind sie nur in einwandfreiem Zustand. Wenn Sie Hanfsamen kaufen wollen, probieren Sie ihn am besten gleich im Geschäft. Die kugelig-ovalen Samen dürfen nicht ranzig sein, sonst haben sie keine gesundheitlichen Vorzüge mehr. Gute Ware zeichnet sich durch einen angenehm nussigen Geschmack aus.

Bislang wurden zur Behandlung von Neurodermitis vor allem Nachtkerzen- und Borretschöl eingesetzt, da sie wichtige essenzielle Fettsäuren enthalten. Hanföl hat diesen Ölen gegenüber jedoch einen wesentlichen Vorteil: Es ist erheblich billiger.

Hier kann Hanfsamen helfen

- Abwehrschwäche
- Akne
- Angina pectoris
- Arteriosklerose
- Chronische Müdigkeit
- Diabetes mellitus
- Erhöhter Cholesterinspiegel
- Herzinfarkt
- Multiple Sklerose
- Neurodermitis
- Prämenstruelles Syndrom
- Rheumatoide Arthritis
- Schuppenflechte
- Trockene Haut

Kräuter und Gewürze

Mit Kräutern und Gewürzen verbindet der moderne Mensch von heute in erster Linie deren Verwendung in der Küche. Sie vermögen ein Gericht geschmacklich aufzuwerten und Speisen bekömmlicher zu machen. Dass ihr Einsatz zu Heilzwecken eine viel längere Geschichte hat, ist weitgehend unbekannt.

Die alten Ägypter setzten Kräuter und Gewürze in erster Linie als Zutaten zum Einbalsamieren, für die Körperpflege und die Desinfektion ihrer Behausungen ein.

Heiltraditionen

Die Kenntnisse von der Heilkraft der Kräuter und Gewürze sind uralt. In der über 5000 Jahre alten ayurvedischen Gesundheitslehre spielen sie eine entscheidende Rolle, und der »Ebers-Papyrus«, eine medizinische Schrift aus der Zeit um 1550 v. Chr., berichtet davon, dass den Ägyptern Anis, Bockshornklee, Kümmel, Sennesblätter, Kardamom, Myrrhe, Senf, Sesam und viele andere Gewürze als heilkräftig bekannt waren.

Auch im antiken Griechenland waren Kräuter und Gewürze als Heilmittel für die unterschiedlichsten Erkrankungen sehr geschätzt. Der berühmte Hippokrates (ca. 460–370 v. Chr.) führte eine ganze Reihe von Gewürzen in seinem Heilpflanzensortiment. Einige Medizinhistoriker gehen davon aus, er und sein geistiger Vater Empedokles (ca. 490–430 v. Chr.) hätten ihre Lehre, wonach die vier Elemente Feuer, Luft, Wasser und Erde zum Erhalt der Gesundheit ins Gleichgewicht gebracht werden müssten, aus ihren Erfahrungen mit Gewürzen abgeleitet.

Medizinische Wirkungen

Heute liegen über Kräuter und Gewürze und ihre heilenden Wirkungen zahlreiche wissenschaftliche Belege vor, die auch die moderne Pharmaindustrie zu überzeugen beginnen. Knoblauch-, Salbei-, Thymian- und Rosmarinpräparate sind hinlänglich bekannt, aber wer weiß beispielsweise, dass Basilikum für Tropfen gegen Reizmagen und Blähungen verwendet wird, dass Fenchelsamen in über 60 Teemischungen gegen Verdauungsbeschwerden zu finden sind, dass Kurkumapräparate bei Gallenblasenbeschwerden angezeigt sind oder Ingwer ein Bestandteil vieler Medikamente gegen Reisekrankheit ist?

Kräuter und Gewürze entfalten ihre gesundheitsfördernden Wirkungen zunächst durch ihre chemischen Inhaltsstoffe, die im Körper biochemische Reaktionen auslösen. Dies kann z. B. so aussehen, dass sie die Verdauung mobilisieren oder aber direkt antibiotisch gegen bestimmte Krankheitserreger vorgehen. Auf einer anderen Wirkebene bewegen sich Geruch und Geschmack. Kräuter und Gewürze zeichnen sich dadurch aus, dass sie auf engstem Raum eine Vielzahl von Aroma- und Geschmacksnoten bergen. So reichen schon einige zehntel Gramm Safran aus, um einem Gericht dessen unvergleichlichen Geschmack zu verleihen. Dass Aroma und Geschmack entscheidend zu unserem Wohlbefinden beitragen, weiß man nicht erst, seit sich die Aromatherapie so großer Beliebtheit erfreut.

Schon Dioscorides Pedanius, der römische Wissenschaftler, verfasste im 5. Jahrhundert v. Chr. ein fünf Bände umfassendes Werk »De materia medica«, das sich mit den ätherischen Ölen der Römer und Griechen befasst. Das erste Medikament, das in größeren Mengen hergestellt wurde, hieß »megaleion« und konnte als Parfüm oder als Mittel bei Abszessen verwendet werden.

Was zu beachten ist

Die Wirkung von Kräutern und Gewürzen beruht hauptsächlich auf ihren sekundären Inhaltsstoffen. Frischkräuter wie Petersilie und Dill können aber auch als Vitaminversorger eine wichtige Rolle spielen. Einige Kräuter und Gewürze lassen sich als Tee aufbrühen oder zu Öl verarbeiten. Ihre heilende Wirkung ist dann erheblich stärker.

> **Lange Zeit standen bei der Verwendung von Kräutern und Gewürzen die medizinischen Aspekte eindeutig im Vordergrund. Als Würzmittel für Speisen wurden sie erstmals im antiken Rom in größerem Umfang genutzt.**

Heilkraft aus dem Reich der Pflanzen

Wann helfen Kräuter und Gewürze?

Abmagerung	Galgant
Abwehrschwäche	Beifuß, Dillkraut, Kresse, Schwarzkümmel
Angina pectoris	Knoblauch, Pfeffer, Rosmarin
Arthritis	Schwarzkümmel
Appetitmangel	Beifuß, Ingwer, Knoblauch, Koriander, Kreuzkümmel, Majoran
Arteriosklerose	Ajowan, Gewürznelke, Ingwer, Knoblauch, Kresse, Kurkuma, Petersilie
Asthma	Ajowan, Gewürznelke, Knoblauch, Thymian
Blähungen	Ingwer, Majoran, Schwarzkümmel, Salbei, Anis, Basilikum, Fenchelsamen, Kardamom, Koriander, Kreuzkümmel
Blasenschwäche	Petersilie
Blasenentzündung	Kapern, Kresse, Petersilie, Senf
Blutarmut	Basilikum, Dillkraut, Estragon, Petersilie, Thymian
Bluthochdruck	Ingwer, Knoblauch, Petersilie
Bronchitis	Ajowan, Gewürznelke, Knoblauch, Kresse, Kreuzkümmel, Thymian
Darmentzündung	Ajowan, Knoblauch, Salbei, Thymian, Basilikum, Gewürznelke, Kurkuma, Thymian, Zimt
Darmkolik	Ajowan, Galgant, Koriander, Kreuzkümmel, Kümmel, Pfefferminze
Dreimonatskolik	Anis, Fenchelsamen, Kümmel
Durchblutungsstörungen	Knoblauch
Durchfall	Fenchelsamen, Gewürznelke, Knoblauch, Majoran, Pfefferminze
Erschöpfung	Bockshornklee, Galgant, Rosmarin
Fadenwürmer	Knoblauch, Thymian
Furunkel	Bockshornklee
Gallenblasenentzündung	Kurkuma, Rosmarin
Gallensteine	Majoran
Gicht	Dillkraut, Liebstöckel
Halsentzündung	Kapern, Salbei, Thymian
Harnsteinleiden	Dillkraut, Estragon, Liebstöckel, Petersilie
Hautentzündung	Dillkraut
Heiserkeit	Bockshornklee, Zimt
Herz- und Kreislaufschwäche	Rosmarin, Zimt
Heuschnupfen	Basilikum, Gewürznelke
Hohe Cholesterinwerte	Beifuß, Kurkuma
Hühneraugen	Bockshornklee
Husten	Anis, Fenchelsamen, Gewürznelke, Kapern, Kresse, Oregano
Insektenstiche	Petersilie
Karbunkel	Bockshornklee

Auf einen Blick

Wann helfen Kräuter und Gewürze?

Karies	Beifuß, Estragon, Majoran
Keuchhusten	Thymian
Konzentrationsschwäche	Beifuß, Pfefferminze, Safran
Kopfschmerzen	Gewürznelke, Koriander, Oregano, Pfefferminze
Kopfschuppen	Safran
Kropf	Dillkraut
Lichtempfindlichkeit	Safran
Lippenrisse	Safran
Magenschleimhautentzündung	Gewürznelke, Ingwer, Koriander, Majoran, Salbei
Magenkrämpfe	Fenchelsamen, Galgant
Mangelnde Hautdurchblutung	Kreuzkümmel
Menstruationsbeschwerden	Kreuzkümmel, Petersilie, Pfefferminze
Mundgeruch	Anis, Dillsamen, Kümmel
Niedriger Blutdruck	Rosmarin, Zimt
Nervosität	Dillsamen, Majoran
Ödeme	Liebstöckel, Petersilie
Osteoporose	Basilikum, Dillkraut, Estragon, Petersilie
Pilzinfektionen	Beifuß, Kurkuma
Rachenentzündung	Bockshornklee, Gewürznelke, Kapern, Oregano, Salbei, Zimt
Reisekrankheit	Ingwer
Reizhusten	Zimt
Reizmagen	Dillsamen, Koriander, Majoran, Pfefferminze
Rheumatische Erkrankungen	Gewürznelke, Muskatnuss, Rosmarin, Schwarzkümmel
Schnupfen	Knoblauch, Kresse, Majoran, Oregano, Petersilie, Salbei, Thymian
Speichelmangel	Pfeffer
Spulwürmer	Knoblauch, Thymian
Tropfende, brennende Augen	Basilikum
Übelkeit	Ingwer, Koriander
Übermäßiges Schwitzen	Salbei
Unterleibskrämpfe	Basilikum
Verdauungsträgheit	Estragon, Ingwer, Kapern, Kümmel, Pfeffer, Safran, Zimt
Verstopfung	Knoblauch
Völlegefühl	Beifuß, Kreuzkümmel, Kurkuma
Wadenkrämpfe	Basilikum, Estragon, Liebstöckel
Zahnfleischentzündung	Beifuß, Gewürznelke, Salbei
Zahnschmerzen	Gewürznelke

Pilze

Die wohl erfolgreichste Nutzung des Pilzes als Heilmittel gelang 1928 Alexander Fleming mit der Entdeckung des Penizillins als Stoffwechselprodukt des Schimmelpilzes (Penicillum notatum). Dieses Antibiotikum, das heute synthetisch hergestellt wird, ist 1939 als erstes Antibiotikum in die Heilkunde eingeführt worden.

Heiltraditionen
Die Mykotherapie, die Pilzheilkunde, kommt ursprünglich aus Japan und China, wo man in den 1970er Jahren die Heilwirkungen asiatischer Schwammpilze auch wissenschaftlich belegen konnte. In jüngerer Zeit findet sie auch hierzulande ihre Anhänger.

Medizinische Wirkungen
Der Speisepilz besitzt grundsätzlich große ernährungsphysiologische Vorzüge. Zu ihnen gehört neben den hohen Vitamin- und Eisenwerten der geringe Kaloriengehalt. Frischpilze enthalten nicht mehr als 20 bis 40 Kilokalorien pro 100 Gramm und werden so zu einem idealen Nahrungsmittel auf dem Speiseplan von Menschen, die auf ihr Körpergewicht achten müssen. Einige Speisepilze – vor allem aus dem asiatischen Raum – eignen sich jedoch auch zur gezielten Therapie und Vorbeugung von Erkrankungen. Mittlerweile liegt zu ihren Wirkungen auch eine Reihe von wissenschaftlichen Studien vor.

Was zu beachten ist
Für den gezielten Einsatz als Heilmittel sind getrocknete Pilze aufgrund ihrer höheren Heilstoffkonzentration besser geeignet als Frischware, die zu 80 bis 90 Prozent aus Wasser besteht. Die Pilzkörper werden zum Trocknen auf sauberem Pergamentpapier ausgelegt, danach kann man sie in einer Gewürzmühle zu Pulver weiterverarbeiten, das noch intensiver in der Wirkung und noch leichter zu dosieren ist. Die Tagesdosis liegt bei einem Teelöffel Pulver, das man in den Tee oder die Suppe mischen kann.

> **Die oft zitierte Behauptung, der Pilz könne aufgrund seines hohen Eiweißgehalts als Fleisch des Waldes bezeichnet werden, stimmt nicht. 100 Gramm Frischpilze decken nicht mehr als drei bis vier Prozent des Tagesbedarfs an Eiweiß. 100 Gramm Rindfleisch dagegen sorgen bereits für 35 Prozent der täglich benötigten Menge.**

Hilfreiche Wald- und Wiesenbewohner

An dieser Stelle soll dem Shiitake ein Moment der besonderen Aufmerksamkeit gewidmet werden, der sich als der vielseitigste aller Pilze präsentiert. Er ist reich an Mineralien und Kalium, enthält viel Vitamin B1, das Herz und Nerven stärkt, und Vitamin B2 zur Unterstützung der Abwehrkräfte und des Wachstums. Der Tagesbedarf an Vitamin D kann bereits mit einigen Stücken Shiitake gedeckt werden, sein Eiweiß liefert alle essenziellen Aminosäuren, er hat viele Ballaststoffe, aber kaum Kalorien. Er scheint also wie geschaffen für die heutige Zeit, in der Gewichts- und Verdauungsprobleme an der Tagesordnung sind.

Der Schmetterlingsporling wird in China begleitend zu Strahlen- und Chemotherapien bei Krebserkrankungen eingesetzt. Dieser Pilz kann nicht nur den Heileffekt erhöhen, sondern verringert auch die Nebenwirkungen dieser beiden schulmedizinischen Heilverfahren.

Wann helfen Heilpilze?

Abwehrschwäche	Shiitake, Silberohr
Arteriosklerose	Hallimasch, Lackporling, Shiitake, Silberohr
Asthma	Lärchenporling
Bluthochdruck	Shiitake
Bronchitis	Schmetterlingsporling
Diabetes mellitus	Lackporling, Shiitake, Silberohr
Durchblutungsstörungen	Hallimasch
Erhöhte Cholesterinwerte	Austernpilz, Lackporling, Shiitake
Erkältungen	Shiitake
Gastritis	Hallimasch, Shiitake
Hautekzeme	Schmetterlingsporling
Mandelentzündung	Riesenbovist
Migräne	Shiitake
Nasenbluten	Riesenbovist
Rheumatische Beschwerden	Shiitake
Schlaflosigkeit	Lackporling
Sehschwäche	Hallimasch
Verstopfung	Lackporling

Gesundes aus Milch

Joghurt

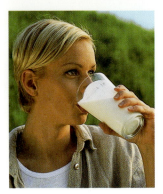

Die Milch macht's! Besonders vitalisierend sind Joghurt und Kefir.

Ursprünglich wahrscheinlich aus Schafs-, Ziegen-, möglicherweise auch Büffelmilch hergestellt, verwendet man heute fast ausschließlich Kuhmilch zur Bereitung dieses Sauermilchprodukts. Wegen seines mild säuerlichen Geschmacks erfreut sich Joghurt großer Beliebtheit.

Heiltraditionen

In den Balkanländern ist man mit Joghurt schon länger vertraut, hierzulande kennt man ihn erst seit Beginn des 20. Jahrhunderts. Heute gehört er zu den beliebtesten Milcherzeugnissen.

Schon länger bekannt ist auch die Tatsache, dass die Milchsäurebakterien des Joghurts positive Wirkungen auf den Verdauungsapparat des menschlichen Körpers ausüben.

So kam Anfang des 20. Jahrhunderts der russische Forscher und Nobelpreisträger Elie Metchnikoff aufgrund seiner Studien zu dem Schluss, dass die überdurchschnittlich hohe Lebenserwartung der Bulgaren auf deren hohen Joghurtkonsum zurückzuführen sei. Metchnikoff vermutete, dass Milchsäurebakterien unerwünschte Fäulnisvorgänge im Darm langfristig unter Kontrolle halten können. Der Forscher führte übrigens seinen eigenen vorzüglichen Gesundheitszustand auch auf seinen immensen Joghurtverzehr zurück – und er wurde immerhin 70 Jahre alt.

Medizinische Wirkungen

Die Heilwirkungen von Joghurt sind mittlerweile außerordentlich gut belegt. So versorgen Joghurtbakterien den Darm mit dem Enzym Laktase, das zur Verdauung von Milchzucker benötigt wird. Außerdem senken sie den Cholesterinspiegel, indem sie in den Gallensäurestoffwechsel eingreifen. Jüngere Untersuchungen der Universität Würzburg bestätigen darüber hinaus, dass Joghurt einen ausgespro-

Besonders angenehm im Geschmack und gut bekömmlich ist Bioghurt. Sein Anteil an gesundheitsfördernden rechtsdrehenden Milchsäuren, so genannten L(+)-Milchsäuren, ist besonders hoch.

chen günstigen Effekt auf den Heilungsverlauf von virusbedingtem Durchfall hat. So erkranken Kinder, die regelmäßig Joghurtkulturen essen, deutlich seltener an Durchfall.

Doch Milchsäurebakterien wirken nicht nur auf Viren. Sie produzieren eine Reihe von antibiotischen Substanzen, die auch schädliche Bakterien attackieren, wie etwa Salmonella typhimurium, den Auslöser von Darmentzündungen, und Escherichia choli, den Verursacher des berüchtigten Reisedurchfalls. Milchsäurebakterien aktivieren schließlich auch das Immunsystem und schaffen dadurch die Grundlage für den körpereigenen Kampf gegen Erkrankungen. Außerdem hemmen sie die so genannten fäkalen Enzyme, die mittlerweile als einer der Hauptauslöser für Krebswucherungen gelten. Heute darf als gesichert angenommen werden, dass Milchsäurebakterien vor Brust- und Dickdarmkrebs schützen und bei deren Therapie zumindest eine unterstützende Funktion besitzen.

Die Frage, ob Joghurt oder Kefir gesünder sei, lässt sich kaum beantworten. Ideal ist es, beide Milchprodukte regelmäßig, am besten täglich, zu essen.

Joghurt selbst herstellen

Am einfachsten ist die Joghurtbereitung zu Hause mit H-Milch:
▶ Die Milch auf 45 °C erhitzen (mit einem Thermometer überprüfen), vom Herd nehmen und einige Löffel fertigen Naturjoghurt einrühren (etwa 50 Milliliter pro Liter Milch).
▶ Nun sollte die Milch für etwa fünf Stunden auf dieser Temperatur gehalten werden, damit sie zu Joghurt umgewandelt werden kann. Am besten eignen sich dazu spezielle Joghurtbereiter oder auch gut isolierende Styroporbehälter.

Hier kann Joghurt unterstützend helfen

- ▶ Abwehrschwäche
- ▶ Angina pectoris
- ▶ Arteriosklerose
- ▶ Brustkrebs
- ▶ Darminfektionen
- ▶ Darmkrebs
- ▶ Darmträgheit
- ▶ Durchfallerkrankungen
- ▶ Dyspepsie (kindlicher Durchfall)
- ▶ Erhöhte Cholesterinwerte
- ▶ Herzinfarkt
- ▶ Magenschleimhautentzündung
- ▶ Milchunverträglichkeit
- ▶ Reisedurchfall
- ▶ Sodbrennen

Kefir

Als Getränk der 100-Jährigen wird Kefir gern bezeichnet. Zwar mag dies in erster Linie ein werbewirksamer Slogan sein, um den Absatz dieses Milchprodukts zu steigern – die gesundheitlichen Vorzüge von Kefir sind jedoch unbestreitbar.

Heiltraditionen
Letztendliche Klarheit über die Ursprünge des Kefirferments, das zur Herstellung des milchsauren Getränks benötigt wird, ist wohl nicht mehr zu erzielen. Eine breitere Öffentlichkeit erfuhr im Jahr 1866 durch einen Forscher vom Kefir. Er hatte sich von den Osseten – einer Volksgruppe im Kaukasus – etwas Kefirhefe schenken lassen und einen kurzen Bericht darüber an die Kaukasische Medizinische Gesellschaft geschickt. Zehn Jahre später begann der Siegeszug des Kefirs. Immer mehr Ärzte entdeckten ihn als Heilmittel bei Magen-, Darm- und Lungenkrankheiten. In Jalta wurde 1881 die erste Kefiranstalt gegründet, in der zunächst nur Lungenkranke, später auch Magenpatienten behandelt wurden. Die Erfolge waren so groß, dass man in Russland zahlreiche weitere Kefiranstalten ins Leben rief.

Medizinische Wirkungen
Die Heilkräfte des Kefirs sind wissenschaftlich gut belegt. In Rumänien untersucht derzeit eine Professorin die lebensverlängernde Wirkung des Kefirs, Ähnliches geschieht am geriatrischen Zentrum im georgischen Suchumi. Beiderseits ist man sicher, dass Kefir das menschliche Leben verlängert, wenn er nicht nur gelegentlich, sondern im Rahmen einer generellen Ernährungsumstellung verzehrt wird. Als Mindestmenge werden 250 Gramm pro Tag empfohlen.
Auch in Deutschland, Japan, Kanada und den USA wurden mittlerweile einige interessante Studien zum Kefir angestellt. An der Justus-von-Liebig-Universität in Gießen erschien 1987 eine Doktorarbeit, in der seine mikrobiologischen, ernährungsphysiologischen und sensorischen Qualitäten untersucht wurden.

> **Im Kaukasus zählt Kefir nach wie vor zu den bevorzugten Heilmitteln für den gesamten Organismus. Die größten Heilkräfte werden dem aus Ziegenmilch bereiteten Kefir zugeschrieben.**

Kefir wirkt auf unseren Organismus vor allem durch seine Milchsäurebakterien und Hefepilze, die das Darmmilieu positiv beeinflussen, antibiotische Wirkungen besitzen und die Verwertung von Nährstoffen wie Kalzium, Eisen und Proteinen fördern. Er gilt außerdem als wichtiger Lieferant von B-Vitaminen, die bei der Vorbeugung gegen Herzinfarkt eine bedeutende Rolle spielen.

Kefir selbst herstellen

Die Bereitung von Kefir ist noch unkomplizierter als die von Joghurt:
- ▶ H-Milch auf etwa 20 °C erwärmen und in ein Gefäß aus braunem Glas mit Schraubverschluss füllen.
- ▶ Gefriergetrocknetes Kefirferment (aus dem Reformhaus) einrühren (etwa 20 Gramm pro Liter Milch), verschließen und für 12 bis 24 Stunden bei Zimmertemperatur stehen lassen.
- ▶ Anschließend den Kefir im Kühlschrank noch einige Stunden lang nachreifen lassen.
- ▶ Für den Neuansatz drei Esslöffel des Kefirs abnehmen und wiederum in zimmerwarme H-Milch einrühren.
- ▶ Je nach Gärzeit beträgt der Alkoholgehalt des Kefirs zwischen 0,1 und 1,0 Prozent.

Hier kann Kefir unterstützend helfen

- ▶ Abwehrschwäche
- ▶ Angina pectoris
- ▶ Appetitmangel
- ▶ Arteriosklerose
- ▶ Blutarmut
- ▶ Brüchige Fingernägel
- ▶ Chronische Erschöpfung
- ▶ Chronische Vergiftungen
- ▶ Darminfektionen
- ▶ Darmkrebs
- ▶ Darmträgheit
- ▶ Durchfallerkrankungen
- ▶ Gicht
- ▶ Harnsteinleiden
- ▶ Harnwegs- und Blasenentzündungen
- ▶ Herzinfarkt
- ▶ Konzentrationsschwäche
- ▶ Magenschleimhautentzündung
- ▶ Magersucht
- ▶ Milchunverträglichkeit
- ▶ Osteoporose
- ▶ Rachitis
- ▶ Sodbrennen
- ▶ Speichelarmut
- ▶ Vitamin-B-Mangel

Zu den wesentlichen Stärken des Kefirs gehört, dass er unseren Körper nicht nur direkt mit B-Vitaminen versorgt, sondern ihn auch dabei unterstützt, selbst B-Vitamine zu produzieren. Dadurch ist er sehr hilfreich bei Konzentrationsproblemen und geistigen Erschöpfungszuständen.

Heilkräfte in flüssiger Form

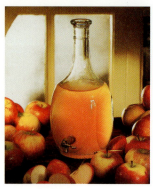

Apfelessig – das neue alte Hausmittel.

Essig

Die Verwendung von Essig hat in den letzten Jahren eine deutliche Aufwertung erfahren. Es ist ein glücklicher Umstand, dass hochwertige Essige – sei es nun der italienische Balsamicoessig oder naturtrübe Obstessige – in jeder Gourmet- und gesundheitsbewussten Küche eine immer größere Rolle spielen. Auf diese Weise kann der Essig seine heilkräftigen Wirkungen quasi nebenbei entfalten.

Heiltraditionen

Die Geschichte des Essigs ist so alt wie die des Weins. Er ist das Produkt eines chemischen Prozesses, bei dem Wein mit Luft und bestimmten Bakterien in Kontakt kommt, um einige seiner Substanzen in Essigsäure umzuwandeln. Die Babylonier vergoren um 5000 v. Chr. Dattelwein zu Essig und setzten ihn zur Heilung von Kopf- und Ohrenschmerzen ein. Die Ärzte der Antike verwendeten Essig zur Behandlung von Wunden, Insektenstichen und Schlangenbissen, und die römischen Legionäre mischten ihn auf ihren kraftraubenden Feldzügen mit Wasser zu einer Art »Energydrink«. Im 18. Jahrhundert entdeckte man den Essig verstärkt als Heilmittel. In der Volksmedizin wurde er zur Förderung der Verdauung sowie zu Desinfektionszwecken eingesetzt. Im Jahr 1949 erschien in den USA ein Buch mit dem Titel »Cider Vinegar« (»Apfelessig«). Sein Autor Cyril Scott pries darin den Apfelessig als optimales Mittel zur Gesunderhaltung. Seitdem beschäftigen sich vor allem Alternativmediziner mit den Vorzügen dieses Essigs, doch auch anerkannte Wissenschaftler halten ihn mittlerweile für ein Nahrungsmittel, das auf keinem ausgewogenen Speiseplan fehlen sollte.

Kaufen Sie nur naturtrübe Essige (am besten aus kontrolliert biologischem Anbau, z. B. aus dem Reformhaus). Klare Essige enthalten deutlich weniger Mineralien.

Medizinische Wirkungen

Leitsubstanz des Essigs ist die Essigsäure, sie verleiht ihm seinen sauren Geschmack sowie seine konservierende und antiseptische Wirkung. Essigsäure fördert die Verdauung und unterbindet Fäulnisprozesse im Darm. Apfelessig enthält außerdem größere Mengen an Zitronensäure und Mineralien. Beides ergänzt sich insofern wirkungsvoll, als die Zitronensäure den Körper dabei unterstützt, Mineralien aufzunehmen.

Hier kann Essig helfen

- Blähungen
- Erkältungen
- Geschwollene Füße
- Heiserkeit
- Insektenstiche
- Schluckauf
- Sodbrennen
- Sportverletzungen

Was zu beachten ist

Mittlerweile gibt es Apfelessig bereits auch in Pastillen- oder Tablettenform. Dadurch soll dessen Charakter als Medikament betont werden. Es ist jedoch offen, ob deren Wirksamkeit an die des natürlichen Essigs heranreicht. Die Vorteile des Essigs – nicht nur des Apfelessigs – kann man nutzen, indem man ihn in der Küche großzügig verwendet. Er lässt sich aber auch teelöffelweise einnehmen.

Ein gesunder Durstlöscher ist mit einem Schuss Apfelessig versetztes, am besten kohlensäurearmes Mineralwasser. Wem das zu sauer ist, kann diesen Drink mit etwas Honig (etwa einen Teelöffel pro Glas) versetzen.

Grüner Tee

In den letzten fünf Jahren hat sich der Verbrauch an grünem Tee annähernd verdoppelt. Derzeit werden bei uns mehr als 400 Tonnen jährlich konsumiert. Die wachsende Beliebtheit dieses Getränks beruht in erster Linie auf seinen bedeutenden gesundheitlichen Vorzügen.

Heiltraditionen

Auch wenn immer noch nicht klar ist, wo der Tee eigentlich herkommt, steht eines fest: Zu Beginn war aller Tee grün. Denn in seinen Anfängen fungierte er als pflanzliche Medizin gegen die unterschiedlichsten Beschwerden, angefangen von Sodbrennen über Mandelentzündung bis hin zu Kopfschmerzen. Dabei setzte man auf den unfermentierten grünen Tee, weil die natürlichen Heilkräfte der Pflanze möglichst authentisch zur Wirkung gebracht werden sollten. Der fermentierte schwarze Tee kam erst später hinzu.

Die erste geschichtliche Erwähnung des grünen Tees liegt etwa 4700 Jahre zurück. Als erster Europäer sprach Mitte des 16. Jahrhunderts der portugiesische Jesuitenpater Jasper de Cruz vom grünen Tee, der dann ein paar Jahrzehnte später nach Holland gelangte. Zwischen 1652 und 1654 entdeckten ihn die Engländer für sich, und seine herbe Note schien mit ihrem Geschmacksempfinden so gut zu harmonieren, dass sie ihn zu ihrem Lieblingsgetränk machten.

Allerdings wandte man sich auf der britischen Insel bald immer mehr dem schwarzen Tee zu. Der grüne Tee wurde dadurch leider auch in anderen Ländern immer mehr in den Hintergrund gedrängt. Aus medizinischer Sicht ist der grüne Tee seinem schwarzen Verwandten jedoch weit überlegen. Die Popularität, die der grüne Tee seit einiger Zeit wieder genießt, trägt diesem Umstand Rechnung.

Medizinische Wirkungen

Die Wirkungen des grünen Tees sind wissenschaftlich sehr gut dokumentiert. So enthält er eine ganze Reihe von Wirkstoffen, die in jedem Fall vorbeugend, oft aber auch heilend auf Herz-Kreislauf-Erkrankungen wirkt. Nicht zu unterschätzen sind zudem die sanft anregenden und gleichzeitig mild narkotisierenden Eigenschaften des grünen Tees, denn bei einigen Krankheiten wie beispielsweise Bluthochdruck besteht bekanntlich ein enger Zusammenhang mit Stress und bestimmten Ängsten.

In jüngerer Zeit haben mehrere Studien die Vermutung erhärtet, dass der Hauptwirkstoff des grünen Tees – das Epigallocatechingallat – die Bildung von Krebstumoren hemmt, indem er aggressive Moleküle aus dem Gewebe »herausfischt« und in chemische Prozesse im Körper eingreift, aus denen Krebs auslösende Stoffe entstehen. Einige Kosmetikfirmen setzen grünen Tee ihren Hautpflegeprodukten zu, weil er die schädlichen Wirkungen von starkem Sonnenlicht verringert.

> **Koffein in Tee, das früher fälschlicherweise Tein genannt wurde, entfaltet seine Wirkung im grünen Tee langsamer als in Schwarztee und Kaffee. Daher ist der Genuss von grünem Tee sehr magenschonend.**

Grünen Tee richtig zubereiten

Klassisch:

▶ Kanne und Tassen mit sehr warmem Wasser füllen.
▶ Das Teewasser zum Kochen bringen und in ca. 5 Minuten auf etwa 80 °C abkühlen lassen.
▶ Die Teekanne entleeren, pro Tasse 1 gestrichenen Teelöffel grünen Tee hineingeben und mit dem Teewasser aufgießen.
▶ Den Tee je nach Bedarf ziehen lassen: Bei 2 bis 3 Minuten wirkt er stark anregend, sein Aroma bleibt hingegen eher mild. Zieht der Tee für 3 bis 8 Minuten, dominiert das Aroma (von manchen wird dieses als zu kräftig empfunden), die anregende Wirkung ist geringer und erstreckt sich über einen längeren Zeitraum.
▶ Das Vorwärmwasser aus den Tassen gießen und dann den grünen Tee hineinfüllen.
▶ Die Teeblätter können in der Kanne bleiben und für einen 2. und 3. Aufguss verwendet werden. Da sie bereits reichlich Wasser aufgenommen haben, genügt es, die nachfolgenden Aufgüsse 1 bis 2 Minuten lang ziehen zu lassen.

In der Tasse:

▶ 1 gestrichenen Teelöffel grünen Tee in eine große Tasse geben und mit in 5 Minuten abgekühltem Teewasser aufgießen.
▶ Den Tee nach Bedarf ziehen lassen, weder abseihen noch umrühren, sondern direkt »vom Blatt« trinken.
▶ Je nach Wunsch so einen 2. und einen 3. Aufguss zubereiten.

Sowohl grüner als auch schwarzer Tee beugen durch ihren hohen Gehalt an Fluor der Entstehung schmerzhafter Karieslöcher vor. In Gegenden mit besonders hohem Teeverbrauch haben Zahnärzte nachweislich weniger zu tun.

Hier kann grüner Tee helfen

▶ Abwehrschwäche
▶ Angina pectoris
▶ Arteriosklerose
▶ Aufstoßen
▶ Bluthochdruck
▶ Darminfektionen
▶ Darmkrebs
▶ Erhöhte Cholesterinwerte
▶ Erkältungen
▶ Halsentzündungen
▶ Harnsteinleiden
▶ Herzinfarkt
▶ Lungenkrebs
▶ Magenkrebs
▶ Magenreizungen
▶ Mundgeruch
▶ Schnupfen
▶ Sodbrennen

Kombuchatee

Einig sind sich die Experten, dass Kombucha aus dem Meer kommt. Ob es sich dabei um eine Alge, einen Pilz oder eine Flechte handelt, darüber gehen die Meinungen immer noch auseinander. In jedem Fall ist Kombucha ein wirksamer Arzneimittelersatzstoff.

Heiltraditionen
Der Legende nach verdankt Kombucha seinen Namen einem koreanischen Arzt namens Kombu, der um 400 n. Chr. einen japanischen Kaiser von seiner Gastritis heilte, indem er ihm einen besonderen Tee, eben den Kombu-Cha (Cha = Tee), bereitete.

In Deutschland wird Kombucha im Jahre 1913 erstmals erwähnt, seinen Durchbruch erlebte er aber erst 1964 durch ein Buch des Arztes Rudolf Sklenar, der den Tee vor allem gegen Stoffwechselkrankheiten, rheumatische Beschwerden, Gicht, Magen- und Darmleiden sowie hohe Harnsäure- und Cholesterinwerte verabreichte.

Medizinische Wirkungen
Die Heilwirkungen des Kombuchatees sind wissenschaftlich recht gut belegt. Sein wichtigster Heilstoff ist die Glukuronsäure, die Gifte und unerwünschte Stoffwechselprodukte an sich kettet und über den Harnweg fortspült. Darüber hinaus enthält Kombuchatee große Mengen an Vitamin C sowie Milch- und Bernsteinsäure. Die Stärken von Kombucha liegen vor allem darin, den Körper zu entgiften und das Darmmilieu zu stabilisieren. Wegen dieser beiden Eigenschaften wird er in der ganzheitlichen Krebstherapie als Heilmittel eingesetzt. Außerdem normalisiert er hohe Blutfett- und Harnsäurewerte.

Es existieren Quellen, die besagen, dass die Chinesen Kombuchatee bereits in der Zeit um Christi Geburt als Heilgetränk kannten und nutzten.

Hier kann Kombuchatee unterstützend helfen

- ▶ Arteriosklerose
- ▶ Darmentzündungen
- ▶ Erhöhte Cholesterinwerte
- ▶ Gicht
- ▶ Harnsteine
- ▶ Konzentrationsschwäche
- ▶ Krebserkrankungen
- ▶ Müdigkeit

Kombuchatee richtig zubereiten

▶ 1/2 Teelöffel schwarzen Tee in ein Gefäß geben und mit 1 Liter kochendem Wasser aufgießen. 50 Gramm Zucker hinzufügen, umrühren, den Tee 10 bis 15 Minuten lang ziehen lassen und abseihen.
▶ Den Tee in ein sauberes Gefäß gießen, auf Zimmertemperatur abkühlen lassen und etwas Kombuchakultur (in der Apotheke erhältlich) hineingeben.
▶ Das Gefäß mit Tüll abdecken und für 8 bis 12 Tage bei Zimmertemperatur stehen lassen.
▶ Trinkfertig ist der Kombuchatee, wenn er kaum mehr süß schmeckt und von heller Farbe ist.
▶ Im Kühlschrank hält sich das Getränk mehrere Wochen lang.
▶ Die Kombuchakultur lässt sich abspülen (mit lauwarmem Wasser) und für weitere Teezubereitungen verwenden.

Kombuchatee senkt den Blutzuckerspiegel. Da er jedoch mit großen Zuckermengen zubereitet wird, eignet er sich nicht zur Behandlung von Diabetes mellitus.

Lapachotee

Der Heiltee ist von rötlicher Farbe und wird aus der inneren Rinde des in den Regenwäldern Mittel- und Südamerikas wachsenden Lapachobaums gewonnen. Noch heute nennen die Ureinwohner diesen Baum Baum der Götter und Baum des Lebens. Man bekommt Lapachotee in Naturkostläden, Reformhäusern und Teegeschäften.

Heiltraditionen

Schon die Inkas kochten aus Lapachorinde einen Tee gegen die unterschiedlichsten Beschwerden. Eine größere Bedeutung als Heilmittel erlangte der Tee jedoch lange Zeit nicht, er war eher als Alltagsgetränk beliebt. 1967 erregte dann ein Zeitungsinterview mit dem argentinischen Professor für Medizin Walter Accorsi großes Aufsehen. Der Wissenschaftler berichtete davon, dass es ihm gelungen sei, mit Hilfe von Lapachotee die unerträglichen Schmerzen von Krebskranken zu lindern, die Zahl ihrer roten Blutkörperchen zu erhöhen und damit auch ihre Sauerstoffversorgung deutlich zu verbessern. Seitdem wird zu Lapacho weltweit geforscht.

Heilkräfte in flüssiger Form

Lapachotee bietet eine breite Palette an heilkräftigen Inhaltsstoffen. Doch der rote Tee ist nicht nur gesund; er schmeckt auch ausgesprochen gut.

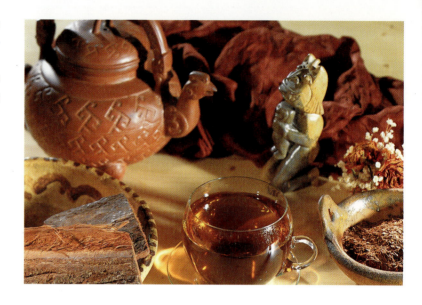

So wird Lapachotee zubereitet: 1 Esslöffel Tee in 750 Milliliter kochendes Wasser geben, für 5 Minuten kochen und anschließend 15 Minuten lang ziehen lassen. Den Tee abseihen und je nach Geschmack ungesüßt oder mit etwas Honig trinken.

Medizinische Wirkungen

Lapachotee zählt zu den medizinischen Neuentdeckungen der letzten Jahre. Die in ihm enthaltenen Naphthochinone regen das Immunsystem zur Bildung von Fresszellen an. Diese umschließen die Krankheitskeime und schleusen sie aus dem Körper. Lapachotee hemmt die Aufnahme von Glukose aus dem Darmtrakt und hilft dadurch bei Diabetes mellitus.

Neueren Studien der Universität München zufolge heilt Lapacho Darmpilzerkrankungen, außerdem lindert sein Wirkstoff Lapachol hartnäckige Hauterkrankungen wie Schuppenflechte und Neurodermitis. Dabei ist es ratsam, die Verabreichung des Tees äußerlich mit Teeauflagen auf den erkrankten Hautpartien zu verbinden.

Hier kann Lapachotee helfen

- ▶ Abwehrschwäche
- ▶ Blutarmut
- ▶ Candidaerkrankungen
- ▶ Darmpilzerkrankungen
- ▶ Diabetes mellitus
- ▶ Durchfall
- ▶ Eisenmangel
- ▶ Erkältungen
- ▶ Neurodermitis
- ▶ Schuppenflechte

Rotbuschtee

Die Heimat des Rotbuschtees ist Südafrika. Im Handel wird er häufig unter seinem afrikanischen Namen »Rooibos« angeboten. Tee von guter Qualität hat eine intensiv braunrote Farbe. Man kann ihn lose, mitunter aber auch in Teebeuteln kaufen.

Heiltraditionen

Im Unterschied zu grünem Tee oder Kombuchatee ist die Geschichte des Rotbuschtees recht jung. Sie beginnt um das Jahr 1900, als man am Kap der Guten Hoffnung die feinen Blätter des Rotbuschs erstmals als Teeaufguss verwendete. 1968 entdeckte Annique Theron, dass Rotbuschtee die allergiebedingten Koliken ihres Babys zu lindern vermochte. Sie verabreichte auch den Babys anderer Mütter, die ähnliche Probleme hatten, Rotbuschtee – mit großem Erfolg.

Seitdem wurde zum Rotbusch in seinem Heimatland Südafrika – aber auch in Japan – viel geforscht. Das Ergebnis: Rotbusch besitzt ein außerordentlich breites medizinisches Profil. Außerdem hat er gegenüber schwarzem und grünem Tee zwei Vorteile: Er enthält kein Koffein, und sein Geschmack ist angenehm süßlich und voll.

Medizinische Wirkungen

Rotbuschtee verfügt über sehr viel Eisen. Im Unterschied zu anderen Teesorten, die Tannine enthalten, welche die Eisenaufnahme erschweren, kann das Eisen des Rotbuschtees vom Organismus gut verwertet werden. Aus diesem Grund eignet sich Rotbuschtee zur Behandlung von Eisenmangel und eisenmangelbedingter Blutarmut. Daneben enthält er große Mengen Kalzium, Fluor und Mangan, die bei der Vorbeugung und Therapie von Knochenschwund von großer Bedeutung sind. Jüngere japanische Forschungen ergaben darüber hinaus, dass Rotbuschtee freie Radikale aus unserem Organismus »fischt«. Dadurch kann er eine wichtige Rolle bei der Vorbeugung und Behandlung von Krebserkrankungen spielen. Hauptverantwortlich für diesen Effekt sind wahrscheinlich seine Flavonoide.

> **Rotbuschtee ist ein ideales Getränk für Kinder. Er schmeckt voll, fruchtig und sogar ein wenig süßlich. Besonders beliebt ist die Mischung aus einem Teil Fruchtsaft und zwei Teilen heißem Rotbuschtee.**

Hier kann Rotbuschtee helfen

- Akne
- Bauchkrämpfe
- Blutarmut infolge von Eisenmangel
- Darmkolik
- Bluthochdruck
- Dreimonatskoliken bei Babys
- Hausstauballergie
- Hautekzeme
- Heuschnupfen
- Krebserkrankungen
- Nahrungsmittelallergien
- Osteoporose
- Schlafstörungen
- Sodbrennen
- Windeldermatitis

Wasser

»Medizin ohne Nebenwirkungen – einfach aus der Wasserleitung.« So ließen sich die vielfältigen gesundheitlichen Vorzüge von Wasseranwendungen plakativ und treffend auf den Punkt bringen.

Heiltraditionen

Die Wurzeln der Wassertherapie reichen bis in die Antike zurück. Danach ist sie jedoch lange Zeit in Vergessenheit geraten. Erst der Landwirt Vinzenz Prießnitz (1799–1851) und der Pfarrer Sebastian Kneipp (1821–1897) nahmen sich ihrer wieder an.

Kneipp erprobte die Wirkungen von Wassergüssen und -bädern zunächst an sich selbst, um daraus nach und nach ein sehr differenziertes, heute noch gültiges Behandlungssystem zu entwickeln. Er gründete seine eigene Kureinrichtung, wo er im Beisein von Ärzten Sprechstunden abhielt. Kneipps Lehren umfassen weit mehr als Wasseranwendungen – er kann getrost als einer der Väter der modernen Naturheilkunde bezeichnet werden.

Medizinische Wirkungen

Bei der Wasser- bzw. Hydrotherapie geht es darum, den Körper systematisch Kälte- und Wärmereizen auszusetzen. Dadurch werden vor allem die Blutgefäße trainiert. Folgende positive Gesundheitswirkungen lassen sich nachweislich durch die Wassertherapie erzielen: Die

---

Das Hervorrufen von Reizen durch kaltes Wasser ist risikoarm; dennoch sollte man beachten: Es ist ratsam, die Intensität der Anwendungen langsam zu steigern. Auch darf der Körper nicht kalt sein. Wer also beispielsweise kalte Füße hat, sollte sie vor der Kaltanwendung zunächst wärmen, etwa durch ein Fußbad.

Immunabwehr wird gestärkt, die Schmerzsensibilität sinkt, der Blutkreislauf wird stabilisiert. Des Weiteren sinkt auch die Herzfrequenz, und das Stoffwechselgeschehen wird günstig beeinflusst. Die Ausschüttung von Stresshormonen verringert sich, und das vegetative Nervensystem wird in Richtung einer längerfristigen Entspannung positiv stimuliert.

Hier kann Wasser helfen
- Abwehrschwäche
- Arthrose
- Bluthochdruck
- Darm- und Magenkrämpfe
- Durchblutungsstörungen
- Erschöpfung
- Fieber
- Grippale Infekte
- Herzjagen
- Herzschwäche
- Konzentrationsschwäche
- Menstruationskrämpfe
- Nervosität
- Niedriger Blutdruck
- Spannungskopfschmerzen
- Verspannungen

Damit kalte oder wechselwarme Wasseranwendungen tatsächlich den Effekt eines Trainings für die Blutgefäße haben, müssen Herz und Kreislauf sich im Ruhezustand befinden. Unmittelbar nach sportlicher Betätigung bringen die Anwendungen nichts.

Einige bewährte Anwendungen
▶ *Kalte Dusche*
Die kalte Dusche am Morgen ist am einfachsten in den Alltag zu integrieren. Sie kann wenige Sekunden bis 1 oder 2 Minuten dauern. Wichtig ist, dass der Kältereiz so lange auf den Körper einwirkt, bis er nicht mehr als solcher empfunden wird.

▶ *Wassertreten*
Etwas aufwändiger ist das Wassertreten nach Kneipp: Die Badewanne wadenhoch mit kaltem Wasser füllen und für 1 bis 6 Minuten darin »spazieren« gehen. Dabei ein Bein immer komplett aus dem Wasser heben (Vorsicht: auf eine rutschfeste Unterlage achten!). Die Füße anschließend nur abschütteln und warme Socken anziehen.

▶ *Wechselwarme Fußbäder*
Gut bei kalten Füßen sind wechselwarme Fußbäder: Eine Wanne mit warmem Wasser (38 °C) füllen, eine zweite mit kaltem (15 °C). Die Füße 2 bis 3 Minuten lang ins warme Wasser tauchen, anschließend für 10 Sekunden ins kalte Wasser wechseln. 2- bis 3-mal wiederholen und anschließend warme Socken anziehen.

Wein

Es ist eine angenehme Vorstellung, sich abends nach getaner Arbeit hinzusetzen, vielleicht etwas Musik zu hören und dabei in aller Ruhe ein Glas Wein zu trinken. Wenn man dadurch auch etwas für sein körperliches Wohlbefinden tun kann – umso besser.

Heiltraditionen

Wein ist ein Getränk mit uralten Traditionen. Im alten Transkaukasien wurde er 5000 Jahre vor unserer Zeitrechnung als mystisches Rauschmittel eingesetzt, das man als von Gott gesandtes und damit von ihm legitimiertes Instrument zur ekstatischen Erhöhung des Menschen verehrte. Ähnliches geschah auch in der Antike. Immer wieder wurde von den gesundheitlichen Vorzügen des Weins berichtet, immer wieder wurde dem aber auch entgegengehalten, dass der Alkohol im Wein Nachteile für die Gesundheit mit sich bringen müsse. Richtig ist hier: Es kommt auf die Dosierung und die Qualität des jeweiligen Weins an. Täglich ein bis zwei Gläser eines hochwertigen Weins zu trinken, ist der Gesundheit sicherlich zuträglich; wird dagegen deutlich mehr getrunken, überwiegt der schädliche, suchtfördernde Effekt des Alkohols sehr bald.

Medizinische Wirkungen

Mäßiger und regelmäßiger Alkoholgenuss entfaltet einige vorbeugende Schutzwirkungen, vor allem, was das Herz-Kreislauf-System betrifft. Darüber hinaus enthalten die einzelnen Weinsorten bestimmte Substanzen in unterschiedlichen Mengen, die in der Lage sind, im menschlichen Organismus auch spezifisch zu wirken.

Überragend sind die gesundheitlichen Vorzüge von Rotwein. Der Grund: Rotwein enthält große Mengen an Querzetin, einem Flavonoid, das in den Blutgefäßen wie ein »Rohrputzer« wirkt.

In einer Studie wurde festgestellt, dass selbst eine 1000fache Verdünnung von Rotwein die Oxidation von LDL-Cholesterinen besser verhindern kann als eine vergleichbare Menge an Vitamin E, das norma-

> **Franzosen leiden erheblich seltener an Herz- und Kreislauferkrankungen als die Bewohner des deutschsprachigen Raums. Eigentlich müssten sie aufgrund ihres hohen Fett- und Nikotinkonsums viel häufiger von Arteriosklerose betroffen sein. Hier wirkt sich positiv aus, dass man in Frankreich sehr viel Rotwein trinkt.**

lerweise als der Radikalefänger und Oxidationshemmer schlechthin gilt. Weil oxidierte LDL-Cholesterine als Hauptauslöser von Arteriosklerose gelten, muss folglich der Genuss von etwa zwei Gläsern Rotwein täglich als wirksame Vorbeugung von Herz-Kreislauf-Erkrankungen angesehen werden. Es ist jedoch selbstverständlich, dass alle gesunden, vorbeugenden oder heilenden Wirkungen des Weins nur bei gemäßigtem Genuss auftreten. Gerade hier gilt der jahrhundertealte Grundsatz des berühmten Arztes Paracelsus: »Nichts ist Gift – erst die Menge macht es dazu!«

Die therapeutische Bedeutung von Wein darf nicht überschätzt werden, seine Stärken liegen eher im Bereich der Vorbeugung und dem Beheben leichterer Befindlichkeitsstörungen. Bei akuten Erkrankungen – wie z. B. fiebrigen Infektionen – stellt der Genuss alkoholhaltiger Getränke dagegen grundsätzlich ein Risiko dar.

Wann helfen Weine?

Altersschwäche	Mineralstoffreiche Weine (vor allem Kalium, Kalzium, Magnesium) wie Müller-Thurgau, Spätburgunder (Kaiserstuhl), Riesling oder Naturwein der Champagne
Appetitmangel	Weißweine – sie regen die Magentätigkeit an
Angina pectoris	Kalium- und magnesiumreiche Weine zum Schutz des Herzmuskels wie Spätburgunder und Trollinger (Baden-Württemberg), Rotweine (Frankreich und Rheingau)
Arteriosklerose	Rotweine (hoher Anteil an cholesterinsenkenden Flavonoiden)
Blasenentzündung	Weißweine (aus Anjou) und Traminer (antiseptische Wirkungen bei der Ausscheidung über den Urin)
Blutarmut	Eisenreiche Weine wie Ruländer (Kaiserstuhl) und Rotwein (Rheingau)
Bronchitis	Rote Bordeauxweine (antibiotische Flavonoide und Phosphor). Warm mit etwas Zimt und Zitrone trinken
Gicht	Die Tätigkeit der Nieren fördernde und den Harnsäurespiegel senkende Weine wie Roséwein (aus der Provence) und leichter Silvaner (aus Franken). Zum Mittag- und Abendessen trinken
Osteoporose	Auf kalziumreichen Böden wachsender Riesling (Kaiserstuhl und Hessische Bergstraße)
Verstopfung	Trockener Riesling (fördert die Magenbewegungen und die Sekretion von Verdauungssäften)

Heilende Öle

Aromaöle

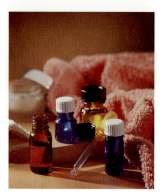

Ätherische Öle duften wunderbar und sind gute Naturarzneien.

Ätherische Öle, wie Aromaöle auch bezeichnet werden, sprechen den subtilsten unserer Sinne, den Geruchssinn an. Pflanzen bilden sie hauptsächlich in ihren Blättern und Blüten. Das gebräuchlichste Gewinnungsverfahren ist die Wasserdestillation, bei der Wasserdampf den Pflanzenteilen alle flüchtigen Duftstoffe entzieht.

Heiltraditionen

Duftstoffe und ihre Mischungen werden schon seit Urzeiten zu Heilzwecken verwendet. In der Antike hängte man Pfefferminzkraut in die Krankenzimmer, um die Atmung zu erleichtern, und Lavendelduft wurde als Schlafmittel eingesetzt. Diese Anwendungen haben auch aus heutiger wissenschaftlicher Sicht ihre Berechtigung.

Lange geriet die Aromatherapie gänzlich in Vergessenheit; erst 1928 wurde sie von einem französischen Chemiker wiederentdeckt, und in den letzten Jahren hat sie einen regelrechten Boom erlebt, dessen Ende noch längst nicht absehbar ist.

Aromaöle werden in sehr unterschiedlichen Qualitäten und Preislagen angeboten. Ein hochwertiges Produkt erkennen Sie daran, dass es auf dem Etikett als »100 Prozent natürliches ätherisches Öl« gekennzeichnet ist.

Medizinische Wirkungen

Schenkt man einigen Vertretern der Aromatherapie Glauben, so vermag diese praktisch alles zu heilen. Manche Therapeuten setzen beispielsweise Kamillenöl zum »Annehmen des eigenen Schicksals« ein, Rosenöl wird zur »Befreiung von seelischen Schmerzen« benutzt. Ihnen gemeinsam ist die Überzeugung, dass pflanzliche Öle auf feinstofflicher Ebene wirken – freilich liegt nicht immer ein Beleg aus der Forschung dafür vor.

Die Wissenschaft begegnet dieser Herangehensweise naturgemäß mit Skepsis. Beklagt wird auch die unzureichende Qualifikation vieler so genannter Aromatherapeuten. Oft verfügen sie über keine einschlägige Ausbildung in Medizin oder Pharmazie.

Auch ihre Thesen über die psychischen Wirkungen von Aromaölen finden bei Wissenschaftlern nur wenig Anklang. Nach Ansicht von Psychologen können die über Duftlampen oder Duftsteine verbreiteten Aromastoffe zwar eine beruhigende und entspannende Atmosphäre schaffen, tiefer gehende psychotherapeutische und spirituelle Einflussmöglichkeiten sind jedoch keineswegs belegt.

Nichtsdestoweniger steht zweifelsfrei fest, dass Düfte gesundheitliche Wirkungen haben können. Duftstoffe wirken einerseits über den Geruchssinn auf die tieferen Zentren unseres Gehirns; andererseits gelangen die Duftmoleküle über die Schleimhäute von Nase und Bronchien in den Blutstrom und damit auch zu den Organen.

Was zu beachten ist

Außer über Duftsteine und Duftlampen können Aromaöle beispielsweise auch über die Verwendung in Massageölen ihre wohltuenden Wirkungen verbreiten. Dazu werden einem Basisöl (z. B. Jojobaöl) einige Tropfen Aromaöl zugesetzt. Und ein Vollbad ist noch entspannender, wenn etwas Aromaöl (z. B. Melisse) ins Wasser gegeben wird. Bei Erkältungen empfehlen sich Inhalationen mit Aromaölen.

Auch prominente Kulturschaffende bedienten sich Aromen, um ihre Konzentration zu steigern. Von Friedrich Schiller sagt man, dass er an faulen (!) Äpfeln roch, um seinen Geist anzuregen.

Wann helfen Aromaöle?

Appetitmangel	Bergamotte
Konzentrationsschwäche	Jasmin, Patschuli, Pfefferminz, Rosenholz
Kopfschmerzen	Zitronell, Pfefferminz
Melancholie	Myrrhe, Neroli, Orange
Menstruationsbeschwerden	Jasmin
Müdigkeit	Geranium, Pfefferminz, Rosmarin
Nervosität	Lavendel, Melisse, Neroli, Orange, Zitrone
Rachen- und Halsentzündung	Eukalyptus, Myrrhe, Nelke, Thymian, Wacholder, Zimt
Schlafstörungen	Lavendel, Melisse, Rosmarin, Zitrone
Schnupfen	Eukalyptus, Myrrhe, Nelke, Thymian

Nachtkerzenöl

Die Nachtkerze wächst in den USA, Kanada und Europa. Sie ist anspruchslos und gedeiht sogar auf Schuttplätzen. Die Gewinnung des Öls aus ihren Samenkapseln jedoch ist relativ aufwändig und materialintensiv. Daher ist Nachtkerzenöl leider recht teuer.

Heiltraditionen
Die Nachtkerze galt lange Zeit als Wundheilmittel, wobei man die zerriebenen Blätter der Pflanze auf die Verletzungen legte. Von größerer Bedeutung ist jedoch das Öl aus den Samen, es ist mittlerweile in der Naturmedizin fest etabliert.

Medizinische Wirkungen
Nachtkerzenöl enthält zahlreiche B-Vitamine sowie Kalzium und Magnesium. Von großer Bedeutung sind seine essenziellen Fettsäuren, denen bei der Immunabwehr sowie der Nahrungsverwertung eine entscheidende Rolle zukommen. In klinischen Studien konnte bewiesen werden, dass Nachtkerzenöl bei prämenstruellen und Menstruationsbeschwerden zu helfen vermag. Offenbar stellen die Fettsäuren der Nachtkerze das Hormongleichgewicht wieder her. Auch Hitzewallungen, Angstzustände, Depressionen und Schmerzen in den Brüsten können deutlich gelindert werden, wofür neben den Fettsäuren auch der hohe Magnesiumanteil des Nachtkerzenöls verantwortlich ist. Ferner senken die Fettsäuren des Nachtkerzenöls den Cholesterinspiegel und können damit Arteriosklerose und ihre Folgeerkrankungen verhindern.

Nachtkerzenöl wird in der Regel in Form von Kapseln verabreicht. Mit einer nachhaltigen Wirkung ist nach vier- bis zwölfwöchiger kurmäßiger Anwendung zu rechnen.

Hier kann Nachtkerzenöl helfen

- Angina pectoris
- Arteriosklerose
- Chronische Müdigkeit
- Diabetes mellitus
- Erhöhte Cholesterinwerte
- Erschöpfungszustände
- Herzinfarkt
- Menstruationsbeschwerden
- Prämenstruelle Beschwerden
- Trockene Haut

Niembaumöl

Der Niembaum, ursprünglich in Myanmar, dem früheren Burma, beheimatet und heute vor allem in Indien sehr verbreitet, ist ein Baum von beeindruckender Größe. Er wird bis zu 30 Meter hoch, und seine Pfahlwurzeln reichen sehr tief in die Erde.

Heiltraditionen

Erwähnungen zum Niembaum finden sich bereits in der altindischen Sanskritliteratur aus dem 10. Jahrhundert v. Chr. Dort wird er als Nimba (= »Krankheitserleichterer«) bezeichnet. In Indien hat der Niembaum noch heute einen sehr hohen kulturellen Status. Niembaumblätter werden dort beispielsweise bei Beerdigungen gekaut. Das anschließende Ausspucken der Blätter soll symbolisch von allem Kummer befreien.

Große Bedeutung hat der Niembaum in der ayurvedischen Medizin, die ihn zur Heilung von Hautkrankheiten ebenso einsetzt wie zur allgemeinen Gesundheitspflege.

Medizinische Wirkungen

Extrakte aus der Rinde des Niembaums helfen bei Zahnfleischentzündungen, sie werden daher in verschiedene Zahnpasten eingearbeitet. Bekannter ist jedoch das Öl aus den Früchten des Niembaums. Es wirkt tödlich auf Kopfläuse, Flöhe, Zecken und Milben, antibiotisch auf einige Bakterien (z. B. Salmonellen) und Viren.

In Indien wird Niembaumsalbe bei der Behandlung von Warzen und Herpes labialis (Lippenherpes) mit beachtlichem Erfolg eingesetzt. Äußerliche Niembaumölanwendungen haben sich auch bei Pilzerkrankungen wie Fußpilz und Ringelflechte sehr bewährt.

Niembaumöl ist vorzüglich für die Pflege von Haustieren geeignet. Das natürliche Insektizid ist ein hochwirksames und dabei risikofreies Mittel gegen Plagegeister wie Flöhe und Zecken.

Hier kann Niembaumöl helfen

- ▶ Flöhe
- ▶ Fußpilz
- ▶ Herpes labialis
- ▶ Kopfläuse
- ▶ Ringelflechte
- ▶ Warzen

Palmarosaöl

Palmarosaöl wird aus den Halmen und Blüten des indischen Palmarosagrases gewonnen. Dieses Duftgras gehört botanisch derselben Familie an wie Lemon- und Zitronellgras. Weil Palmarosaöl einen rosenähnlichen Duft verströmt, wird mitunter das sehr kostbare und teure Rosenöl damit gestreckt.

Heiltraditionen
Als Element der Aromatherapie nimmt Palmarosaöl einen festen Platz in der ayurvedischen Lehre ein.

Darüber hinaus besitzt Palmarosaöl jedoch – ähnlich wie Teebaum- und Niembaumöl – zahlreiche Eigenschaften, die es als Arzneimittelersatzstoff über seine aromatherapeutischen Wirkungen hinaus interessant erscheinen lassen.

Medizinische Wirkungen
90 Prozent des Palmarosaöls bestehen aus Geraniol. Dieser Wirkstoff verleiht dem Öl nicht nur sein angenehmes, rosenähnliches Aroma, sondern ist auch für zahlreiche medizinische Wirkungen verantwortlich. Auf der Haut wirkt Geraniol zellregenerierend und entzündungshemmend, über die Blutkapillaren wird es in den Körper aufgenommen, um dort den Abbau von Stresshormonen zu fördern. Wenn es eingeatmet wird, fördert Geraniol den Hustenauswurf.

Durch seinen hohen Gehalt an Monoterpenolen und Farnesol bekämpft Palmarosaöl einige Bakterien, Pilze und Viren. Auch besitzt es relativ gute Wirkmöglichkeiten bei der Heilung von Fußpilz, Herpes labialis und der Regulierung übermäßiger Schweißbildung.

Hier kann Palmarosaöl helfen
- ▶ Entzündliche Hauterkrankungen
- ▶ Fußpilz
- ▶ Grippale Infekte
- ▶ Herpes labialis
- ▶ Husten
- ▶ Schnupfen
- ▶ Starkes Schwitzen
- ▶ Stress

Palmarosaöl eignet sich für Inhalationen bei Erkrankungen der oberen Atemwege ebenso wie als angenehm aromatische Beimischung zu Hautpflegemitteln. Bei Fußpilz ist eine Mischung aus Palmarosa- und Teebaumöl zu empfehlen, während durch die Beigabe von Lavendelöl der Antistresseffekt erhöht wird.

Sonnenblumenöl

Gewonnen wird Sonnenblumenöl aus den Samen der einjährigen Pflanze, die bis zu drei Meter hoch werden und 2000 Samen hervorbringen kann. Wichtige Anbaugebiete sind neben den Staaten der russischen Föderation Frankreich und Südosteuropa.

Heiltraditionen

Schon lange wird Sonnenblumenöl aufgrund seines spezifischen Fettsäureprofils und seines hohen Vitamin-E-Gehalts als gesundes Nahrungsmittel geschätzt. Beim therapeutischen Einsatz von Sonnenblumenöl geht es darum, das Öl eine Zeit lang im Mund zu behalten und nicht herunterzuschlucken. Über die Ursprünge dieser Therapie ist wenig bekannt. Großes Aufsehen erregte unter Naturheilkundlern ein Vortrag auf einer Tagung des allukrainischen Verbandes der Onkologen und Bakteriologen Anfang der 1990er Jahre, in dem von geradezu unglaublichen Wirkungen (u.a. bei Bronchitis, Hautekzemen, Magengeschwüren, Gehirnentzündung und chronischen Bluterkrankungen) berichtet wurde.

Mundspülungen mit Sonnenblumenöl beugen Infektionskrankheiten aller Art vor. Außerdem kräftigen sie Gebiss und Zahnfleisch, und die Zähne bekommen eine weiße und gesunde Farbe.

Sonnenblumenöl ist bei uns das meistverkaufte Pflanzenöl. Wegen des hohen Vitamin-E-Gehalts und des geringen Anteils an dreifach ungesättigter Linolensäure ist es besonders haltbar.

Medizinische Wirkungen

Die wissenschaftliche Beweislage zu den Heilwirkungen von Sonnenblumenöl ist dünn. Die angesehene Ärztin und Naturheilkundlerin Dr. Veronika Carstens vermutet, dass das Bewegen des Öls im Mund einen Reiz auf die Mundschleimhaut ausübt, der diese zur Absonderung von Schadstoffen veranlasst. Im Öl können die Schadstoffe nahezu komplett gebunden und über das Ausspucken aus dem Körper befördert werden. Erfahrungsberichte von Ärzten und Patienten weisen darauf hin, dass diese Art der Anwendung sich vor allem positiv auf den Bereich von Nase, Stirnhöhle, Zähnen, Zahnfleisch, Rachen und Hals auswirkt. Wer regelmäßig mit Sonnenblumenöl spült und gurgelt, verringert deutlich das Risiko, an Schnupfen, Husten, Heiserkeit und dergleichen zu erkranken.

Die richtige Anwendung

1 Esslöffel Sonnenblumenöl für 15 bis 20 Minuten kräftig im Mund hin- und herbewegen – durch die geschlossenen Zähne pressen, von einer Wange in die andere befördern und mit der Zunge gegen die Mundschleimhaut drücken. Dann das Öl ausspucken, die Mundhöhle gründlich mit warmem Wasser ausspülen und die Zähne putzen. Es empfiehlt sich, diese Anwendung 1-mal täglich durchzuführen.

Testen Sie Teebaumöl auf seine Verträglichkeit: Verreiben Sie einen Tropfen des Öls in der Armbeuge. Wenn sich nach 24 Stunden an dieser Stelle keine allergische Reaktion zeigt, steht einer Anwendung nichts im Weg.

Hier kann Sonnenblumenöl helfen

- ▶ Aphthen
- ▶ Entzündungen im Rachenraum
- ▶ Heiserkeit
- ▶ Husten
- ▶ Schnupfen
- ▶ Stirnhöhlenentzündung
- ▶ Zahnbelag
- ▶ Zahnfleischentzündung

Teebaumöl

Das medizinisch wirksame Öl des Teebaums wird ausschließlich aus den Blättern gewonnen. Es ist im Handel in unterschiedlichen Qualitäten erhältlich. Am besten sind Produkte aus kontrolliert biologischem Anbau, sie tragen auf dem Etikett die Bezeichnung »kbA«.

Heiltraditionen

Die Heimat des Teebaums ist Australien, und seine Ureinwohner – die Aborigines – waren es, die sein Öl vor Jahrtausenden erstmalig zu Heilzwecken einsetzten. Es wurde vor allem zur Behandlung von Wunden, Hauterkrankungen und Infektionen verwendet. Zu Beginn des Zweiten Weltkriegs erklärte man in Australien das Teebaumöl zum kriegswichtigen Rohstoff: Die Teebaumpflücker wurden vom Wehrdienst befreit, und das Kriegsministerium kaufte sämtliche Lagerbestände des Öls auf – so überzeugt war man von seinen Heilwirkungen. In Europa hatte die Arznei Teebaumöl lange Zeit keine Chance, dort setzte man in Sachen antibiotischer Wirkung vor allem auf Penizillin und ähnliche Präparate. Erst in jüngerer Zeit wurde es auch bei uns populär.

Medizinische Wirkungen

Die Wirkungen des Teebaumöls sind wissenschaftlich recht gut erkundet, wenngleich dies noch längst nicht für alle der über 100 nachgewiesenen Inhaltsstoffe gilt. Mit seinem hohen Gehalt an Terpenen tötet Teebaumöl zahlreiche Bakterien, Viren und schädliche Pilze ab, indem es deren Zellmembran durchdringt und ihren Stoffwechsel beeinträchtigt. In Studien beeindruckte Teebaumöl durch seine Wirkung bei Akne und Lippenherpes sowie bei Pilzerkrankungen der Haut und der Schleimhäute: Hier war es den meisten chemischen Medikamenten überlegen. Sind die oberen Atemwege erkrankt, zeigen Inhalationen mit Teebaumöl gute Erfolge.

Das Nebenwirkungsrisiko ist bei Teebaumöl ausgesprochen gering; nur in Einzelfällen wurde bei vorgeschädigter Haut die Entwicklung eines Ekzems beobachtet. Von der innerlichen Anwendung des Öls wird allerdings generell abgeraten, und bei Inhalationen müssen die Augen geschlossen bleiben.

Hier kann Teebaumöl helfen

- ▶ Akne
- ▶ Erkältung
- ▶ Fettiges Haar
- ▶ Fieber
- ▶ Furunkel
- ▶ Fußpilz
- ▶ Hautschuppen
- ▶ Hautentzündung
- ▶ Herpes labialis
- ▶ Kopfläuse
- ▶ Muskelschmerzen
- ▶ Nagelbettentzündung
- ▶ Schnupfen
- ▶ Vaginalpilz
- ▶ Warzen
- ▶ Zahnfleischentzündung

Dank den Bienen

Gelée royale

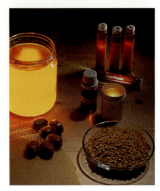

Gelée royale, Honig und Propolis liefern Gesundheit aus dem Bienenstock.

Als Gelée royale wird der Stoff bezeichnet, den junge Arbeitsbienen aus ihren Schlunddrüsen abgeben, um die heranwachsende Königin zu füttern. Der Muttermilch bei Säugetieren vergleichbar, enthält es alles, was die Königinnenlarven zu ihrem Gedeihen brauchen. Reines Gelée royale ist von hellgelber Farbe und klebrig-zäher Konsistenz.

Heiltraditionen

Die Lebensdauer einer Bienenkönigin liegt bei etwa vier Jahren, Arbeitsbienen dagegen leben nur rund 40 Tage. Aus der Tatsache, dass die Königinnen um ein Vielfaches älter werden als die Arbeiterinnen in ihrem Staat, erwuchs in der Volksmedizin die Vermutung, dem Gelée royale komme eine lebensverlängernde Wirkung zu.

Medizinische Wirkungen

Früher wurde Gelée royale zur Behandlung von rheumatischen Beschwerden und Blutarmut eingesetzt. Davon ist die Naturheilkunde weitgehend abgerückt. Sie versteht Gelée royale heute vielmehr als allgemeines Stärkungsmittel.

Die wissenschaftliche Beweislage zu Gelée royale lässt noch zu wünschen übrig. Im Laborversuch konnte es zwar das Wachstum von Krebszellen hemmen, doch ob von diesem Effekt noch etwas bleibt, wenn das honigähnliche Produkt unseren Verdauungstrakt passiert hat, muss angezweifelt werden. In einigen Untersuchungen konnte allerdings festgestellt werden, dass Gelée royale einige Körperdrüsen aktiviert und so eine belebende und stärkende Wirkung auf den Organismus entfaltet. Auch ein eingeschlafenes sexuelles Verlangen soll durch Gelée royale neu belebt werden, wobei auch hier lediglich unterstützende Wirkung erwartet werden darf, die eine fundierte Therapie nicht ersetzt.

Hier kann Gelée royale helfen

- ▶ Abgeschlagenheit
- ▶ Erschöpfungszustände
- ▶ Konzentrationsstörungen
- ▶ Müdigkeit

Was zu beachten ist

Gelée royale gibt es in Reformhäusern und Drogerien. Es wird, meist mit Honig verdünnt, in Trinkampullen oder in Tablettenform angeboten. Wichtig: Große Mengen des Königinnenfuttersafts sind der Gesundheit abträglich. Bei den üblichen Darreichungsformen und den hohen Verkaufspreisen ist die Gefahr einer Überdosierung jedoch als relativ gering zu bezeichnen.

Honig

Mit vielen gesundheitlichen Vorzügen ausgestattet und dabei angenehm im Geschmack, steht uns mit Honig ein wirksamer Arzeimittelersatzstoff zur Verfügung. Er kann Bestandteil der täglichen Ernährung sein und bei Bedarf ganz gezielt eingesetzt werden.

Heiltraditionen

Honig gehört zu den ältesten Nahrungs- und Heilmitteln überhaupt. Felszeichnungen belegen, dass man ihn schon in der Steinzeit sammelte; die älteste bekannte Darstellung eines Honigsammlers – sie ist etwa 15 000 Jahre alt – entdeckten Wissenschaftler in einer Höhle in Spanien, unweit von Valencia.
In den Kulturen der Antike stand Honig für Fruchtbarkeit und galt als wirksames Beruhigungsmittel. Außerdem war Honig Hauptbestandteil von Auflagen, die bei der Wundbehandlung zum Einsatz kamen.

Medizinische Wirkungen

Honig wirkt hypertonisch, d. h., er entzieht den bakteriellen Zellen das Wasser, so dass diese schrumpfen und schließlich absterben. Darüber hinaus kommt es bei der Oxidation von Honig zur Bildung von desinfizierendem Wasserstoffperoxid und Glukosesäure, einem milden Antibiotikum. Die antibiotischen Wirkungen des Honigs dienen u. a. zur Vorbeugung von grippalen Infekten und anderen Erkrankungen der oberen Atemwege. Bei der Behandlung derartiger Erkrankungen sollte Honig mit Nahrungsmitteln kombiniert werden, die ei-

> **Im Buddhismus wird Milchreis, dem Honig zugesetzt ist, folgendermaßen gepriesen: »Zehn Dinge gibt uns diese Speise: Leben und Schönheit, Ausgeglichenheit und Kraft. Sie vertreibt Hunger, Durst und die Winde. Sie reinigt die Blase und das Blut und fördert die Verdauung.«**

nen hohen Anteil an antibiotischen Sulfiden (Zwiebeln, Knoblauch) und große Mengen an Vitamin C (Zitrusfrüchte, Petersilie, Paprikaschoten, Tomaten) aufweisen. Altbewährt bei Mandelentzündungen, Husten und Erkältungen ist ein Sirup aus Zwiebeln und Honig sowie mit Honig gesüßter Lindenblütentee.

Im Hinblick auf die Wundversorgung besitzt das Bienenprodukt einige entscheidende Vorteile, die nicht nur in seinen antiseptischen und antibiotischen Wirkungen, sondern auch in seiner mechanischen Wirkweise begründet sind. So ist Honig zwar an sich klebrig, doch durch seine Wasser bindenden Eigenschaften verhindert er, dass Wundauflagen an der Haut kleben bleiben.

Honig wird außerdem noch immer gern und mit guten Wirkungen als Beruhigungsmittel eingesetzt. Kinder bekommen beispielsweise ein Gemisch aus Honig und Milch, um besser einschlafen zu können. Dass Honig beruhigend wirkt, hat zwei Gründe: Er enthält Azetylcholin, das in der Signalübertragung zwischen den Gehirnzellen eine wichtige Rolle spielt. Außerdem löst seine einzigartige Beschaffenheit über die Sinneszellen auf dem Gaumen beruhigende Reflexe in unserem Nervensystem aus.

Was zu beachten ist

Je naturbelassener ein Honig ist, desto hochwertiger ist er. Achten Sie beim Kauf darauf, dass das Produkt ungeklärt ist und nicht über 40 °C erhitzt wurde. Gute Honige werden kalt abgefüllt und stammen außerdem von einem einzigen Imker, sind also keine mehr oder weniger willkürlich zusammengestellten Mischungen aus unterschiedlichen Honigsorten. Dies ist leider beim Industriehonig häufig der Fall. Wer sich wirklich etwas Gutes tun will, investiert etwas mehr und kauft den Honig direkt beim Erzeuger.

> **Honig ist ein hochwertiges Nahrungsmittel mit vielfältigen therapeutischen Vorzügen. Er enthält allerdings viel Zucker. Wer regelmäßig Honig isst, sollte besonders sorgfältig in der Zahnpflege sein.**

Hier kann Honig helfen

- ▶ Einschlafstörungen
- ▶ Erkältungen
- ▶ Grippale Infekte
- ▶ Halsentzündungen
- ▶ Heiserkeit
- ▶ Nervosität
- ▶ Offene Wunden
- ▶ Rachenentzündungen

Propolis

Mit Propolis, auch Bienenkittharz genannt, dichten Bienen die Risse und Löcher in ihren Waben ab. Es besitzt jedoch nicht nur eine enorme mechanische Festigkeit, sondern bewahrt das Bienenvolk auch vor Bakterien und Fäulnisprozessen. Dringt beispielsweise ein feindliches Insekt in den Bienenstock ein, wird es von den Bienen getötet und in Propolis eingehüllt. Das Insekt verwest zwar, doch die bei der Verwesung entstehenden Gifte können nicht nach außen gelangen.

Heiltraditionen

Die Bienen können sich mit Propolis wirksam gegen Infektionen im Bienenstock schützen. Das Bienenkittharz muss also über antibiotische Eigenschaften verfügen.

Es verwundert nicht, dass Propolis schon in der Antike mit Erfolg bei Schwellungen und Nervenschmerzen sowie bei verkrampften Muskeln und schlecht heilenden Wunden eingesetzt wurde. Sowohl Hippokrates als auch der römische Gelehrte Plinius befassten sich mit dem Bienenkittharz. In der späteren Volksmedizin wurden mit ihm auch Erkrankungen des Magen-Darm-Trakts geheilt.

Medizinische Wirkungen

Propolis wirkt aufgrund seiner Flavonoide antibiotisch und entzündungshemmend. Bei der Behandlung von Wunden und entzündlichen Hauterkrankungen wie Akne besitzt es gute Heilwirkungen. Und es ist in jedem Fall den Versuch wert, Propolis zur Vorbeugung und Behandlung von Infektionen der oberen Atemwege einzusetzen. Allerdings sollte vor einer Anwendung genau geprüft werden, ob der Körper überempfindlich auf Propolis reagiert, was durchaus nicht selten vorkommt.

Hier kann Propolis helfen

- ▶ Akne
- ▶ Erkrankungen der oberen Atemwege
- ▶ Hautekzeme
- ▶ Offene Wunden

Propolis gewinnt der Imker, indem er es einfach vom Bienenstock abschabt. Ein Bienenstock kann pro Jahr etwa 100 Gramm des Kittharzes produzieren. Propolis gibt es als Granulat und Pulver sowie in Alkohol aufgelöst und als Salbe. Die jeweilige Anwendung richtet sich nach dem Behandlungsziel.

Weitere Arzneimittelersatzstoffe

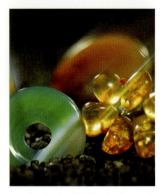

Auch die Edelsteintherapie wird immer beliebter.

Bierhefe gibt es als Tabletten und in Flockenform zur Verwendung in der Küche. Darmaktiv werden jedoch nur Hefepräparate aus Saccharomyces boulardii mit gefriergetrockneten Hefepilzen (z. B. Perenterol®).

Bierhefe

Bierhefe ist eine sehr gesunde Nahrungsergänzung. Die bei der Bierherstellung als Nebenprodukt anfallende Hefe lässt sich unkompliziert in den Speiseplan einbauen. Im Gegensatz zu Bierhefe enthält Bier nur wenige wertvolle Biostoffe.

Heiltraditionen

Schon die Ärzte im alten Ägypten wußten die Heilkraft der Bierhefe zu schätzen, mit deren Hilfe man damals den Gerstenzucker zu Alkohol und Kohlensäure vergärte. Bierhefe wurde vor allem bei Hauterkrankungen wie Ekzemen, Schuppenflechte und Akne eingesetzt.
Viele Jahrhunderte lang war die Bierhefe ein fester Bestandteil der Heilkunst. Im 20. Jahrhundert wurde sie durch die moderne Pharmazie verdrängt. Anfang der 1940er Jahre experimentierten dann Viehzüchter wegen der kriegsbedingten Futterknappheit mit dem Abfallprodukt des Bierbrauens, und sie erzielten phantastische Ergebnisse: Hühner legten 100 Eier mehr im Jahr, und Kühe gaben jährlich 1000 Liter mehr Milch, wenn sie regelmäßig mit dem neuen Kraftfutter versorgt wurden. Nun begann auch die Humanmedizin sich wieder für die Hefe zu interessieren und stellte fest, dass das alte Hausmittel wirksam zu helfen vermag.

Medizinische Wirkungen

Hefen zählen zu den Pilzen, d.h., sie besitzen im Unterschied zu Pflanzen kein Chlorophyll. Dieser Mangel zwingt sie, enorme chemische Aktivitäten zu entwickeln, wobei die unterschiedlichsten Substanzen anfallen. So speichern Hefezellen in großem Umfang fast alle

Vitamine des B-Komplexes – mit Ausnahme von Vitamin B12. Darüber hinaus gelten sie als Speicher von hochwertigem Eiweiß und wertvollen Mineralien wie Zink und Eisen. Der Hefepilz Saccharomyces boulardii sondert außerdem noch Stoffwechselprodukte ab, die viele Krankheitserreger in ihrer Vermehrung bremsen. Er hilft dadurch gegen Reisedurchfall, Darmentzündungen und Durchfallerkrankungen bei Babys. Voraussetzung dafür ist aber, dass er in Form solcher Präparate verabreicht wird, die dafür sorgen, dass die Hefewirkstoffe schadlos durch den Magen in den Darm gelangen.

Hier kann Hefe helfen

- ▶ Brüchige Fingernägel
- ▶ Darmentzündungen
- ▶ Entzündungsanfällige Haut
- ▶ Reisedurchfall
- ▶ Schuppenflechte
- ▶ Vitamin-B-Mangel

Edelsteine

Anders als bei den meisten in diesem Buch vorgestellten Arzneimittelersatzstoffen spielt bei der Verwendung von Edelsteinen die persönliche Einstellung dazu eine entscheidende Rolle. Wer diese Art der Behandlung eigentlich ablehnt, wird kaum Erfolge damit erzielen.

Heiltraditionen

Die geheimnisvollen Farben und die funkelnde Brillanz von Edelsteinen haben die Menschheit seit jeher fasziniert. Immer wieder wurden sie zu kultischen, aber auch zu medizinischen Zwecken eingesetzt. Die berühmteste Vertreterin der Edelsteinlehre ist sicherlich Hildegard von Bingen (1098–1179), die sich dabei ausdrücklich auf die Bibel bezieht. Sie interpretierte Edelsteine als Symbole des vierten Schöpfungstags; diese hätten einen besonderen Bezug zur Regenerationsfähigkeit unseres Körpers. Andere Naturheiler begründen die Heilkraft der Edelsteine so: Die Edelsteine haben im Lauf ihrer langen Entwicklungsgeschichte gewaltige Kräfte in sich gesammelt und können aus diesem Grund gesundheitsfördernd eingesetzt werden.

Die therapeutische Wirksamkeit von Edelsteinen ist wissenschaftlich noch weitgehend unbewiesen. Dennoch darf sie – ähnlich wie andere alte Heilmethoden – deswegen nicht pauschal abgelehnt werden. Problematisch wird ihr Einsatz, wenn bei schweren Erkrankungen die notwendige medizinische Behandlung verzögert wird.

Weitere Arzneimittelersatzstoffe

Medizinische Heilwirkungen

Wissenschaftlich abgesichert ist die Edelsteintherapie bislang nicht. Früher gemachte Aussagen, wonach der Saphir bei Augenglaukomen und der Achat bei Epilepsie helfen könnten, entbehren jeder Grundlage. Doch konnten bei einigen Steinen wie dem Bernstein Heilwirkungen beobachtet werden, die auch aus physikalischer Sicht zumindest theoretisch erklärbar sind.

Außerdem darf nicht unterschätzt werden, dass Edelsteine allein durch ihre Symbolik auf psychosomatischem Weg enorme Einflüsse auf unser Immunsystem ausüben können.

Was zu beachten ist

Meist trägt man die Edelsteine am Körper, in seltenen Fällen werden sie pulverisiert und innerlich verabreicht.

In der Homöopathie spielt die Einnahme stark verdünnter Steinelixiere eine zentrale Rolle. Dabei geht es allerdings weniger um die direkten Wirkungen der Steinsubstanz als um die körperlichen Reaktionen, die durch minimale Spuren davon ausgelöst werden.

Das Tragen von Edelsteinen am Körper ist risikolos. Bei der Einnahme pulverisierter oder veraschter Edelsteine besteht ab bestimmten Dosierungen allerdings grundsätzlich die Gefahr von Vergiftungen.

Wann helfen Edelsteine?

Arthritis	Bernstein, Gold
Bindegewebsschwäche	Achat
Blähungen	Pyrit
Insektenstiche	Bezoarstein
Kopfschmerzen	Bergkristall, Bernstein
Magenbeschwerden	Bernstein
Menstruationsbeschwerden	Karneol, Pyrit
Müde Augen	Achat, Beryll
Nervosität	Türkis
Rheumatische Beschwerden	Bernstein, Gold
Sehbeschwerden	Gold
Wechseljahrebeschwerden	Kupfer

Grapefruitkernextrakt

Wörtlich übersetzt bedeutet Grapefruit so viel wie Traubenfrucht. In der Tat wachsen die dickschaligen runden Früchte mit dem gelben bis orangeroten Fruchtfleisch in Trauben. Die kräftigen Grapefruitbäume werden bis zu zehn Meter hoch.

Heiltraditionen

Die Kerne der Grapefruit traten 1980 erstmals in den Mittelpunkt des wissenschaftlichen Interesses. Der amerikanische Immunologe und Hobbygärtner Jacob Harich entdeckte, dass Grapefruitkerne auf dem Komposthaufen einfach nicht verrotten wollen. Sie müssen also, so vermutete der Wissenschaftler, einen Stoff besitzen, der sie gegen den Angriff zersetzender Mikroorganismen schützt. Er begann, die Kerne zu zermahlen und zu einem Extrakt zu verarbeiten. In diversen Studien konnte der Nachweis erbracht werden, dass es sich bei diesem Grapefruitkernextrakt tatsächlich um ein beinah universell einsetzbares Heilmittel gegen Infektionen handelt.

Medizinische Wirkungen

Die bisherigen Forschungsergebnisse zeigen eine antibiotische Wirkung des Grapefruitkernextrakts bei etwa 800 Bakterien- und Virenstämmen sowie bei über 100 Pilzarten. Trotz solch beeindruckender Zahlen darf nicht übersehen werden, dass die Wirkung des Extrakts im menschlichen Körper nicht unbedingt vollständig zur Geltung kommen muss. Nichtsdestoweniger behandeln in den USA immer mehr Ärzte Infektionen wie etwa Magengeschwüre, Pilzerkrankungen (vor allem Fuß- und Nagelpilz), Atemwegs- und Zahnfleischentzündungen mit dem Extrakt der Grapefruitkerne – und sie haben bemerkenswerte Erfolge. Es ist nicht ein einzelner Wirkstoff, sondern die besondere Wirkstoffkombination in den Grapefruitkernen, die den Mikroorganismen zusetzt. Sie führt bei Bakterien, Pilzen und auch einigen Viren zu einer Destabilisierung der Zellmembran, die Erreger werden regelrecht ausgetrocknet.

Eine Alternative zu gekauftem Grapefruitkernextrakt: Zerkauen Sie ganze Grapefruitkerne. Wenn die Wirkstoffe zum Tragen kommen sollen, muss dies allerdings sehr gründlich geschehen.

Hier kann Grapefruitkernextrakt helfen

- Akne
- Aphthen
- Fußpilz
- Gletscherbrand
- Halsschmerzen
- Herpes labialis
- Kopfschuppen
- Mundfäule
- Mundgeruch
- Nagelbettentzündung
- Nagelpilz
- Schnupfen
- Soor
- Vaginalpilz

Salz

Alles Salz kommt aus dem Meer. Vor Jahrmillionen sind ganze Meere verdunstet, und die übrig gebliebenen Mineralsalze haben sich abgelagert. Diese Salzlagerstätten werden bergmännisch abgebaut. Meersalz wird gewonnen, indem man Meerwasser in flachen Becken (Salzgärten) verdunsten lässt.

Heiltraditionen

Salz ist nicht nur das älteste Gewürz der Welt, sondern hat auch als Heilmittel eine lange Tradition. Im alten Ägypten wurde es zur Desinfektion von Wunden eingesetzt, gelegentlich verarbeitete man es aber auch zu verdauungsanregenden Zäpfchen. Der griechische Arzt Hippokrates (ca. 460–370 v. Chr.) schrieb dem Salz entschleimende Kräfte zu, mit Honig vermischt wurde es gegen Hauterkrankungen und Sommersprossen eingesetzt.

Medizinische Wirkungen

Das klassische Kochsalz besteht aus Natriumchlorid. Es erfüllt eine Reihe von wichtigen Funktionen in unserem Organismus. Tatsache ist jedoch, dass unsere tägliche Kost eher zu viel Salz enthält, weswegen auch bloßer Salzverzehr – mit Ausnahme von Salz- und Meerwassertrinkkuren, die einen gezielten Reiz auf den Körper ausüben – keinen medizinischen Zweck erfüllt. Großen Erfolg erzielt man hingegen mit äußerlichen Salzanwendungen, wobei man sich hier vor

---

Salzhaltige Bäder sind – kombiniert mit ultraviolettem Licht – ein wirkungsvolles Heilmittel bei Schuppenflechte. Die Betroffenen baden in einer zwölfprozentigen Salzlösung und setzen sich anschließend einer genau dosierten UV-Bestrahlung aus.

allem den desinfizierenden und entzündungshemmenden Effekt des Salzwassers zunutze macht. Vollbäder in Salzwasser (z. B. im Toten Meer) fördern außerdem die Muskelentspannung und die Durchblutung in den äußeren Blutgefäßen, Blutdruck und Pulsfrequenz sinken deutlich. Eine weitere äußerliche Salzanwendung ist der Einsatz von Zahnsalzen in der Mundpflege.

Hier kann Salz helfen

- Akne
- Appetitmangel
- Asthma
- Bluthochdruck
- Bronchitis
- Dermatosen
- Furunkel
- Halsschmerzen
- Heiserkeit
- Husten
- Muskelkrämpfe infolge von starkem Schwitzen
- Nesselsucht
- Neurodermitis
- Schnupfen
- Schuppenflechte
- Sodbrennen
- Verdauungsstörungen

> Eigenurin ist eines der ältesten Heilmittel der Welt. Wichtigste Voraussetzung für eine Therapie ist die Überwindung des Vorurteils, dass Urin ekelhaft oder giftig ist.

Urin

Einfach in der Anwendung, jederzeit verfügbar, wirkungsvoll und gut verträglich – all das spricht für die Behandlung mit Eigenurin, um bestimmten gesundheitlichen Störungen zu begegnen. Und noch einen entscheidenden Vorteil hat Urin: Er kostet nichts.

Heiltraditionen

Die Therapie mit eigenem Harn hat eine lange Geschichte. Indische Ayurveda-Heilkundige arbeiteten ebenso damit wie Hippokrates (ca. 460–370 v. Chr.), der Eigenurin gegen Geschwüre, Augenleiden, Schlangenbisse und Tollwut empfahl.
In der Volksmedizin erfreute sich diese Therapieform großer Beliebtheit. Anfang des 20. Jahrhunderts begann man, neben Injektionen von Eigenblut auch Eigenurininjektionen zu verabreichen, was heute von einigen Ärzten und Heilpraktikern wieder durchgeführt wird.

> Die Urintherapie kennt viele verschiedene Anwendungen, beispielsweise Spülungen, Einreibungen, Inhalationen und die Verabreichung als Tropfen. In diesem Buch kommt dem Trinken von Eigenurin die größte Bedeutung zu.

Medizinische Wirkungen

Im Urin finden sich große Mengen an Harnstoff, der den Flüssigkeitsaustausch zwischen den Zellen fördert. Dieser verstärkte Flüssigkeitsaustausch macht schädlichen Mikroorganismen stark zu schaffen, sie werden im wahrsten Sinne des Wortes aus dem Organismus herausgespült. Das im Urin enthaltene Hormon Melatonin spielt eine entscheidende Rolle in unserem Schlafzyklus. Dadurch hilft die Urintherapie bei Schlafstörungen und nervöser Unruhe.

Naturheilkundler argumentieren außerdem, dass mit dem Urin zahlreiche Abwehrmittel gegen Krankheiten ausgeschieden werden. Wird der Urin dem Körper wieder zugeführt, regt er ihn verstärkt zur Produktion jener Abwehrmittel an. Darüber hinaus wirkt Urin immunmodulierend. Das bedeutet: Die regelmäßige Einnahme von Eigenurin stabilisiert das Immunsystem, so dass es weder zu schwach noch zu stark auf Reize reagiert. Die Urintherapie zeigt daher gerade bei der Behandlung von Allergien und Abwehrschwäche gute Erfolge.

Hilfe bei der Anwendung

Sollte Ihnen die Vorstellung, Ihren eigenen Urin zu trinken, unangenehm sein, gehen Sie ganz behutsam vor. Zunächst mischen Sie Ihren Harn mit viel Wasser oder Kräutertee. Zwar ist der Morgenurin der wirksamste, er schmeckt aber deutlich salziger und bitterer als der Tagesurin. Trinken Sie deshalb ruhig eine Zeit lang von diesem. Wenn sich ein Gewöhnungseffekt eingestellt hat, können Sie umsteigen.

Hier kann Urin helfen

- Abwehrschwäche
- Akne
- Allergien
- Bindehautentzündung
- Hautekzeme
- Hautpilz
- Herpes labialis
- Husten
- Insektenstiche
- Kopfschuppen
- Mandelentzündung
- Mitesser
- Nagelbettentzündung
- Ödeme
- Rachenentzündung
- Schnupfen
- Vaginalpilz
- Zahnfleischentzündung

Nicht angewandt werden darf Urin bei Geschlechtskrankheiten und entzündlichen Erkrankungen von Nieren und Harnwegen sowie bei Blutgerinnungsstörungen, Schilddrüsenüberfunktionen, gleichzeitiger immundämpfender Medikation (z. B. durch Antiallergika) und bei schweren Leber- und Nierenschäden.

Weizengrassaft

Wer im Garten, auf dem Balkon oder auch der Fensterbank Weizen wachsen lässt und das frische Gras entsaftet, hat damit einen in vielerlei Hinsicht gesundheitsfördernden Arzneimittelersatzstoff zur Verfügung. Spezielle Weizengrasentsafter, denen eine ausführliche Beschreibung beiliegt, sind im Handel erhältlich. Sehr viel teurer ist es, Weizengrassaft im Reformhaus fertig zu kaufen.

Heiltraditionen

Die Kaiser der alten chinesischen Dynastien verwendeten Weizengrassaft zur Blutreinigung und Stärkung, die Indianer Mittelamerikas setzten ihn vor allem zur Wundbehandlung ein.
In Mitteleuropa war Weizengrassaft hingegen lange fast unbekannt. 1940 erschien in einer amerikanischen Fachzeitschrift ein Artikel, der über Heilerfolge mit Weizengras berichtete. In der Folge beschäftigte man sich intensiver damit, und heute steht fest, dass Weizengrassaft vor allem bei Hauterkrankungen gute Wirkungen entfaltet.

Medizinische Wirkungen

Das wissenschaftliche Material zum Weizengrassaft ist, gemessen an vielen anderen Arzneimittelersatzstoffen, eher gering. Gesichert ist, dass er große Mengen an Eisen, Kalzium und B-Vitaminen enthält. Sein Vitamin-E-Gehalt ist etwa zehnmal so hoch wie der von Spinat oder Blattsalat.
Besonders beachtlich ist der hohe Chlorophyllanteil des Weizengrassafts (bis zu 70 Prozent). Der grüne Farbstoff fördert – zusammen mit dem Eisen – die Bildung von roten Blutkörperchen.

Ganze Weizenkörner sind zwar gesund, besitzen aber keine Heilkraft. Ihre Wirkstoffe können aufgrund ihrer mechanisch und chemisch stabilen Hülle im Verdauungsapparat nur unzureichend aufgeschlossen werden. Anders sieht dies bei gekeimtem Weizen und dem aus den Keimen gewonnenen Weizengrassaft aus – daher spielt er in der Naturheilkunde die größere Rolle.

Hier kann Weizengrassaft helfen

- ▶ Abzesse
- ▶ Akne
- ▶ Blutarmut
- ▶ Darmbeschwerden
- ▶ Furunkel
- ▶ Hautekzeme
- ▶ Soor
- ▶ Wunden

Heilen von A bis Z

Mit Arzneimittelersatzstoffen behandeln

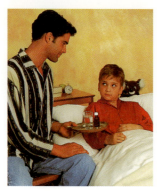

Die Naturapotheke ist auch für Kinder sanft genug.

Der folgende Teil dieses Ratgebers macht Sie mit dem konkreten Einsatz der einzelnen Ersatzstoffe vertraut. Die Erkrankungen und Beschwerden sind mit ihren wichtigsten Symptomen aufgeführt. Im Anschluss daran finden Sie die jeweils infrage kommenden Mittel samt Anwendungshinweisen und Rezepten aufgelistet.

Abwehrschwäche

Eine Abwehrschwäche zeigt sich darin, dass Infektionskrankheiten wie etwa Akne, grippale Infekte, Bronchitis und Pilzbefall wiederholt auftreten. Bereits bestehende Infektionskrankheiten heilen oft nur sehr langsam aus.

Heilen mit Arzneimittelersatzstoffen
▶ Zitrusfrüchte
Orangen, Grapefruits, Zitronen und andere Zitrusfrüchte enthalten viel Vitamin C sowie beachtliche Mengen an abwehrstimulierenden Flavonoiden. Essen Sie diese regelmäßig.
▶ Joghurt und Kefir
Beide Milchprodukte enthalten wichtige Mineralien und Milchsäurebakterien, die als Beschützer des Darmbereichs gelten. Jüngere Untersuchungen haben gezeigt, dass sie auch außerhalb des Darms das Immunsystem aufbauen.
▶ Grüner Tee
Eine ganze Reihe von Wirkstoffen im grünen Tee wirken stimulierend auf das Immunsystem; zu nennen sind dabei vor allem Zink, Vitamin C und die Flavonoide. Durch die antibiotischen Wirkungen des Epigallocatechingallats und der Saponine wird außerdem die Immunabwehr entlastet.

Von besonderer Bedeutung sind die Flavonoide des grünen Tees. Sie übernehmen im Körper bestimmte Aufgaben von Vitamin C, so dass dieses in stärkerem Maß für das Immunsystem verfügbar ist. Deshalb hilft grüner Tee noch effektiver gegen Abwehrschwäche, wenn er mit Nahrungsmitteln kombiniert wird, die viel Vitamin C enthalten.

Tee-Zitrone-Kur

Zutaten: 300 ml Wasser, 2 TL grüner Tee, Saft von 2 Zitronen

▶ 100 Milliliter Wasser zum Kochen bringen, 5 Minuten lang abkühlen lassen und über die Teeblätter gießen. Für 3 Minuten ziehen lassen und abseihen. Etwas von dem Zitronensaft hinzufügen und in kleinen Schlucken trinken.

▶ Mit jeweils 100 Milliliter einen 2. und 3. Aufguss bereiten. Beide Aufgüsse jeweils 5 Minuten lang ziehen lassen und mit Zitronensaft zu sich nehmen.

Die Tee-Zitrone-Kur eignet sich gut zur Vorbeugung bei nasskaltem Wetter. Trinken Sie dann jeweils morgens und abends 300 Milliliter von diesem Getränk.

Stärkende Joghurtsuppe

Zutaten für 2 Personen: 300 g Vollmilchjoghurt, 1 EL Kichererbsenmehl, 1 Bund Pfefferminze, 1 EL Butterschmalz, 1 TL brauner Rohrzucker, 1 TL gemahlener Kreuzkümmel, Gelbwurz, Pfeffer, gemahlene Nelken, 200 ml Wasser, etwas Salz

▶ Den Joghurt und das Kichererbsenmehl verrühren, die Pfefferminze waschen, die Blättchen abzupfen und klein hacken.

▶ Das Butterschmalz in einem Topf erhitzen, süßen und mit Kreuzkümmel, Gelbwurz, Pfeffer und Nelken würzen.

▶ Den Joghurt und das Wasser hinzufügen und gut verrühren. Die Minzeblätter und das Salz dazugeben.

▶ Die Suppe kurz aufkochen lassen und mit Pfeffer oder Gelbwurz nachwürzen. Die Joghurtsuppe sollte gelb leuchten.

Akne

Von Akne betroffen sind vor allem Gesicht, Brust und Rücken. Zunächst zeigen sich Mitesser mit schwarzem Punkt. Diese entzünden sich, und es kommt zu großen, eitergefüllten Pickeln.

Heilen mit Arzneimittelersatzstoffen

▶ Propolis

Anwendung: Besorgen Sie sich den antibiotischen Bienenkitt als Salbe in der Apotheke. Tragen Sie diese Salbe mehrmals täglich auf die betroffenen Stellen auf.

▶ Grapefruitkernextrakt

In den entzündeten Hautporen reichern sich Mikroorganismen an, die zu einem Großteil durch den antibiotisch wirkenden Grapefruitkernextrakt abgetötet werden.

Anwendung: Die betroffenen Partien anfeuchten, etwa 5 Tropfen des Extrakts in den Händen verreiben und sanft in die Haut klopfen. Etwa 3 Minuten lang einwirken lassen, abwaschen und trockentupfen.

▶ Teebaumöl

Teebaumöl wirkt stark antibiotisch und dringt auch in tiefere Hautschichten vor.

Anwendung: 4 bis 5 Tropfen reines Teebaumöl in 1/2 Liter Wasser geben und die betroffenen Hautpartien damit waschen.

▶ Bierhefe

Die in der Bierhefe enthaltenen Vitamine aus dem B-Komplex fördern den allgemeinen Gesundheitszustand unserer Haut und machen sie widerstandsfähiger gegen Infektionen und Umweltreize. Die Bierhefe ist in jedem Fall eine hilfreiche Ergänzung zur antibiotischen Aknebehandlung mit einem der hier aufgeführten und erläuterten Arzneimittelersatzstoffe.

Anwendung: Täglich 1 Teelöffel Bierhefeflocken essen. Man kann die Flocken einfach über die Mahlzeiten streuen. Besonders schmackhaft ist Bierhefe als Zutat im Salatdressing. Sie verleiht diesem einen angenehm nussigen Geschmack.

Allergien

Das Beschwerdebild der Allergie hängt hauptsächlich von zwei Faktoren ab: von der Beschaffenheit des Stoffs, auf den allergisch reagiert wird und vom körperlich-seelischen Zustand des Allergikers. Die Symptome reichen von geschwollenen Schleimhäuten, Schnupfen und tränenden Augen (vor allem bei Pollen- und Hausstauballergien) über Unterleibskrämpfe (vor allem bei Lebensmittelallergien) und juckende Hautausschläge (z. B. bei Metallallergien) bis hin zu Atemnot und lebensgefährlichen Asthmaanfällen (vor allem bei Hausstaub-, Pollen- und Tierhaarallergien).

> **Es reicht aus, wenn Sie Ihre Haut mit einem einzigen antibiotischen Arzneimittelersatzstoff behandeln. Wer Propolis, Teebaumöl und Grapefruitkernextrakt gemeinsam anwendet, riskiert zusätzlich noch nicht kalkulierbare Nebenwirkungen.**

Akne – Allergien

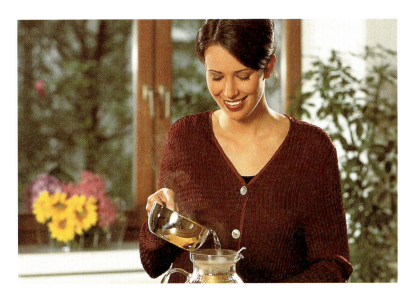

In Deutschland ist der gesunde rote Tee häufig unter seinem ursprünglichen Namen »Rooibos« im Handel. Das ist Afrikaans und bedeutet roter Busch.

Heilen mit Arzneimittelersatzstoffen

▶ Rotbuschtee

Die Entdeckung des Rotbuschtees als Mittel gegen Allergien ist einer südafrikanischen Mutter zu verdanken, die ihr Kleinkind von einer Nahrungsmittelallergie heilte, indem sie ihm Rotbusch ins Fläschchen mischte. Seitdem wird Rotbusch in Südafrika sehr häufig zur Therapie von Allergien eingesetzt, vor allem zur Behandlung von Nahrungsmittelallergien, Heuschnupfen und Hausstauballergien.

Anwendung: Trinken Sie täglich mindestens 1 Liter Rotbuschtee. Lassen Sie den Tee nicht länger als 2 bis 3 Minuten lang ziehen. Das Kraut kann man für 2 Aufgüsse verwenden.

Die Verabreichung von Rotbuschtee bietet ernsthafte Heilungschancen, sofern er täglich und über einen längeren Zeitraum hinweg (mehrere Monate) in großen Mengen getrunken wird.

▶ Urin

Naturheilärzte setzen in der Therapie von Allergien immer häufiger auf die Anwendung von Eigenurin. Er soll zu den so genannten immunmodulierenden Stoffen gehören, die unsere Körperabwehr darauf trainieren, auf Umweltreize angemessen zu antworten.

Die Rotbusch- und Urintherapie können auch miteinander kombiniert werden, sie beeinträchtigen sich gegenseitig in ihrer Wirkung nicht.

Anwendung: Bei Heuschnupfen und Hausstauballergien kommt der Urin innerlich sowie in Form von Nasentropfen zum Einsatz.
Trinken Sie täglich 1 Glas Ihres Morgenurins. Geben Sie außerdem einen Teil des Morgenurins in eine Pipettenflasche, und träufeln Sie den Harn in Ihre Nase. Den Kopf anschließend erst nach vorne, dann etwas nach hinten beugen, um den Urin gleichmäßig im gesamten Nasenraum zu verteilen. Auch bei Nahrungsmittelallergien trinken Sie täglich 1 Glas Ihres Morgenurins.

Aphthen

In der Mundschleimhaut zeigen sich weiße Flecken, umgeben von einem roten, entzündeten Rand. Sie verursachen beim Essen starke Schmerzen und treten vor allem an Wange, Zunge und Gaumen auf.

Heilen mit Arzneimittelersatzstoffen
▶ Grapefruitkernextrakt
Der Extrakt aus Grapefruitkernen wirkt antibiotisch und entzündungshemmend.
Anwendung: 10 Tropfen Grapefruitkernextrakt in 1 Glas lauwarmes Wasser geben und damit mehrmals täglich gurgeln. Nicht schlucken! Schmerzhafte Aphthen direkt mit dem Extrakt bestreichen.
▶ Sonnenblumenöl
Spülungen mit Sonnenblumenöl ziehen Keime und Schadstoffe aus der Mundschleimhaut.
Anwendung: 1 Esslöffel des Sonnenblumenöls einnehmen und 15 Minuten lang intensiv im Mund hin- und herbewegen. Anschließend ausspucken und den Mund mit viel Wasser gründlich ausspülen. 1 Anwendung pro Tag genügt bereits.

Appetitlosigkeit

Die Nahrungsaufnahme ist verringert, und die Mahlzeiten werden mit sichtlicher Unlust gegessen. Schon die Zubereitung des Essens kostet Überwindung und macht keine Freude.

> Zwischen der Mundschleimhaut und unserer Psyche gibt es enge Verbindungen. Als erwiesen gilt, dass Stress, gepaart mit Ängsten und Aggressionen, die Mundschleimhaut trockener macht, wodurch sie entzündungsanfälliger wird.

Allergien – Appetitlosigkeit

Heilen mit Arzneimittelersatzstoffen

▶ Kefir

Die Kohlensäure und die leicht bittere Geschmacksnote des Kefirs wirken verdauungsanregend und stimulieren das Appetitzentrum im Gehirn. Seine Milchsäure regt außerdem den Speichelfluss an, was wiederum über Rückkopplungen im Nervensystem zu einer Steigerung des Appetits führt.

Anwendung: Die appetitanregende Wirkung des Kefirs ist mit einem hohen Sättigungsgrad verbunden. Bei Appetitmangel sollte man zu den Mahlzeiten etwas Kefir reichen, allerdings nicht mehr als rund 100 Gramm pro Mahlzeit. Dies ist eine Menge, mit der der Kefir seine gewünschten Wirkungen bereits entfalten kann, aber dennoch nicht zu satt macht.

▶ Rote Johannisbeeren

Die Fruchtsäuren Roter Johannisbeeren regen den Appetit an.

Anwendung: Am besten wirken die Fruchtsäuren, wenn man jeweils 1 Stunde vor den Mahlzeiten 1 Hand voll frische Beeren isst oder 1 Glas Saft trinkt.

▶ Ananas

Auch die Ananas enthält viele Fruchtsäuren, außerdem verfügt sie über Enzyme, die den Magensaftfluss stimulieren.

Anwendung: Besonders appetitanregend ist es, etwa 30 Minuten vor den Mahlzeiten jeweils 1 Scheibe der frischen Frucht zu essen. Als Alternative dazu kommt frischer Ananassaft aus dem Reformhaus infrage. Diesen sollte man ebenfalls ca. 30 Minuten vor den Mahlzeiten zu sich nehmen.

▶ Dill

Schon der Geruch frischen Dills reicht oft aus, um den Appetit anzuregen. Verwenden Sie also Dill regelmäßig als Garnitur für alle möglichen Speisen.

▶ Chicorée

Dieses in vieler Hinsicht als Arzneimittelersatzstoff interessante Gemüse enthält appetitmachende und verdauungsanregende Bitterstoffe. Vor der Verarbeitung wird der bittere Keil am Wurzelansatz herausgeschnitten, und man entfernt die äußeren Blätter.

Wer länger als zwei Wochen unter Appetitmangel leidet, sollte einen Arzt aufsuchen, um die Ursache abzuklären. Bei einer plötzlichen Abneigung gegen Fleisch oder fette Speisen kann eine Darminfektion oder eine Lebensmittelvergiftung zugrunde liegen. Auch in diesen Fällen muss sofort ein Arzt hinzugezogen werden!

Chicoréesalat

Zutaten für 4 Personen: 6 Chicoréetriebe, 250 g Champignons, 1 Salatgurke, 2 Möhren, 1 Tasse Mungbohnensprossen, frischer Dill, Pfeffer, Salz, 1 EL Senf, Saft von 1 Zitrone, 1/2 Tasse Olivenöl, 1 EL Balsamicoessig, 1 Prise brauner Rohrzucker

▶ Chicorée, Champignons und Gurke in feine Streifen schneiden, Möhren raspeln. Mungbohnensprossen zugeben.

▶ Den Dill fein hacken und mit den übrigen Zutaten zu einem Dressing verarbeiten. Das Dressing über den Salat gießen und vor dem Servieren für etwa 1 Stunde ziehen lassen.

▶ Der Salat muss frisch verzehrt werden. Wer ihn am folgenden Tag noch essen möchte, erlebt – bedingt durch den Chicorée – sein »bitteres Wunder«.

Aufstoßen

Überschüssige Luft wird immer wieder aus dem Magen nach oben in den Rachenraum gedrückt. Man muss häufig aufstoßen, besonders unangenehm ist dies, wenn dabei Säure in den Mund zurückfließt.

Heilen mit Arzneimittelersatzstoffen

▶ Kartoffelsaft

Kartoffelsaft hat den Vorzug, dass er die Magenwände besänftigt. Man erhält ihn in Lebensmittelgeschäften und Reformhäusern.
Anwendung: Bei Bedarf 1 Glas trinken.

▶ Grüner Tee

Wer regelmäßig grünen Tee trinkt, diszipliniert sein Schluckverhalten. Sein feinherbes, differenziertes Aroma kann nur durch kleine Schlucke wahrgenommen werden, beim hastigen Hinunterstürzen bringt man sich um den Genuss. Gefördert wird das behutsame Trinken dadurch, dass man den Tee in kleinen Tässchen serviert. Darüber hinaus zählt der grüne Tee zu den alkalischen Getränken, d. h., er vermag bestehende Säureüberschüsse im Magen wirksam zu neutralisieren. Dadurch ist er hilfreich bei »Säurerülpsern«, wie sie nach exzessivem Fleisch- oder Limonadengenuss typisch sind.

Wenn Sie von häufigem Aufstoßen geplagt sind: Meiden Sie kohlensäurehaltige Getränke. Trinken Sie nicht aus Dosen oder Flaschen und nicht mit einem Strohhalm. Lassen Sie sich beim Essen Zeit, kauen Sie jeden Bissen ausgiebig, und verzichten Sie auf Speisen, die viel Luft enthalten, z. B. Soufflés und Schlagsahne.

Anwendung: Zu jeder Mahlzeit 1 bis 2 Tassen (jeweils 150 Milliliter) des Tees trinken. Den 1. Aufguss 3 Minuten lang ziehen lassen und weggießen. Weil dieser viel Koffein enthält, nur den 2. und 3. Aufguss (für 5 Minuten ziehen lassen) trinken.

Blähungen

Die typischen Symptome bei Blähungen sind Lufteinschlüsse im Darm, ein ballonartig aufgetriebener Bauch und das Abgehen unangenehm riechender Winde.

Gehen Sie zum Arzt, wenn sich die Blähungen nicht innerhalb von drei Tagen bessern. Möglicherweise liegen ernsthafte Erkrankungen des Verdauungstrakts vor.

Heilen mit Arzneimittelersatzstoffen

▶ Artischocken

Diese distelähnlichen Gemüsepflanzen enthalten die verdauungsfördernden Enzyme Inulase und Invertase; beeindruckend ist darüber hinaus auch ihr Gehalt an Mangan (20 Milligramm pro 100 Gramm). Französische Forscher entdeckten bereits Mitte der 1930er Jahre den Artischockenwirkstoff Cynarin.

Er ist mittlerweile zwar chemisch aufgeschlüsselt, seine physiologischen Wirkungen sind jedoch noch lange nicht abschließend erforscht. Es ist durchaus möglich, dass Artischocken in Zukunft eine bedeutende Rolle auf dem Gebiet der heilenden Nahrungsmittel spielen werden.

Als gesichert gilt, dass dieses Gemüse die Arbeit der Leber unterstützt, den Cholesterinspiegel positiv beeinflusst und bei Darmstörungen wie Durchfall, Verstopfung und Blähungen rasch Linderung verschafft. Artischocken lassen sich für eine Pizza ebenso gut verwenden wie als Zutat für Salate und als Gemüsebeilage.

▶ Fenchelsamen

Die auf die ätherischen Öle des Fenchelsamens zurückzuführenden blähungslindernden und verdauungsfördernden Wirkungen sind in der Volksmedizin seit langem bekannt.

Tee aus Fenchelsamen ist in der Kinderheilkunde auch ein anerkanntes und altbewährtes Heilmittel zur Linderung der so genannten Dreimonatskolik bei Säuglingen.

Anwendung: 2 Teelöffel Fenchelsamen mit 1 Tasse kochendem Wasser überbrühen, 10 Minuten lang zugedeckt ziehen lassen, danach abseihen. Den Tee nach Bedarf trinken. Säuglinge bekommen davon jeweils vor dem Stillen 1 Teelöffel verabreicht.

▶ Kümmelsamen

Kümmel ist eines der bewährtesten Gewürze gegen Blähungen überhaupt. Er sollte vor allem bei Rosenkohl-, Wirsing-, Zwiebel-, Bohnen- und Möhrengerichten nie fehlen. Darüber hinaus eignet sich Kümmel auch als Geschmackszutat für Backwaren, zudem fördert er die Verdaulichkeit von Hammelfleisch (ein Umstand, dem man in Vorderasien seit langem Rechnung trägt).

▶ Schwarzkümmel

Schwarzkümmel enthält eine breite Palette an wirksamen ätherischen Ölen, unter ihnen Pinene, Cymen, Linalool, Borneol, Carvon und Thymol. Diese machen den Schwarzkümmel zu einem wertvollen Verdauungsförderer. Seine Wirksamkeit lässt sich noch steigern, wenn man ihn mit Korianderfrüchten kombiniert.

Anwendung: 1 Teelöffel gequetschte Korianderfrüchte und 1 Teelöffel gemahlenen Schwarzkümmel vermischen, mit 1 Tasse kochendem Wasser überbrühen und zugedeckt 10 Minuten lang ziehen lassen, danach abseihen. Den Tee nach Bedarf trinken.

▶ Apfelessig

Apfelessig verbessert die Verdauung und verhindert die Entstehung blähungsfördernder Gase.

Anwendung: In 100 Milliliter warmes Wasser 1 Esslöffel Honig und 1 Esslöffel Apfelessig geben. Umrühren und in kleinen Schlucken trinken – jeweils 10 Minuten vor den Mahlzeiten.

Blasenentzündung

Eine Enzündung der Blase zeigt sich darin, dass der Harndrang plötzlich zunimmt, die abgegebenen Urinmengen jedoch gering sind. Das Wasserlassen verursacht Schmerzen. Der Urin ist trüb und oft sehr dunkel; nach dem Wasserlassen kommt es zu krampfartigen Verspannungen und Schmerzen.

> **Blähungen sind häufig das Resultat einer zu hektischen Lebensweise. Nehmen Sie sich also Zeit zum Essen. Verzichten Sie außerdem auf Speisen, die nur wenig gekaut werden müssen. Steigen Sie um auf bekömmliche und ballaststoffreiche Kost.**

Heilen mit Arzneimittelersatzstoffen

▶ Teebaumöl

Teebaumöl bekämpft die eingedrungenen Keime.
Anwendung: Setzen Sie Ihrem Badewasser einfach 10 bis 15 Tropfen des Öls zu, es dringt von selbst in tiefere Gewebeschichten vor.

▶ Bohnenschalen und Liebstöckel

Aus diesen beiden Zutaten lässt sich ein heilender Tee bereiten. Durch seine harntreibende Wirkung beschleunigt dieser den Abtransport der eingedrungenen Bakterien.
Anwendung: Bohnenschalen und Liebstöckelkraut zu gleichen Teilen mischen und 2 Esslöffel davon mit 1/2 Liter kochendem Wasser überbrühen. 15 Minuten lang ziehen lassen, danach abseihen. Den Tee über den Tag verteilt in kleinen Schlucken trinken.

▶ Brunnen- und Kapuzinerkresse

Bereits der Verzehr von 10 Gramm dieser beiden Pflanzen versorgt den Körper mit bis zu 80 Milligramm antibiotischen Wirkstoffen, wovon es immerhin noch 10 Mikrogramm schaffen, bis zu den Harnwegen und zur Blase vorzudringen. Dies sind Werte, die mit chemischen Antibiotika durchaus mithalten können.

Darüber hinaus enthalten sowohl Brunnen- wie auch Kapuzinerkresse sehr viel Vitamin C und Karotinoide. Sie eignen sich vor allem als würzige Geschmackszutat für Brotaufstriche, Saucen und Salate.

▶ Himbeeren

Himbeeren enthalten Phenolsäuren, die bei Entzündungen der Blase antibiotische Eigenschaften entwickeln. Von großer Bedeutung ist außerdem ihr hoher Wassergehalt sowie die guten Vitamin-C-Werte. Himbeeren lassen sich auf viele Arten zubereiten oder auch frisch aus der Hand essen. Nicht nur zur Behandlung von Blasenentzündungen haben sich die sattroten Früchte bewährt, sie sind auch bei Verstopfungen und rheumatischen Beschwerden hilfreich.

Sind die beschriebenen Symptome einer Blasenentzündung von Fieber begleitet, gehen Sie umgehend zum Arzt! Es kann eine Entzündung der Harnleiter oder der Nieren vorliegen.

Himbeer-Joghurt-Gelee

Zutaten für 4 Personen: 250 g Himbeeren (frisch oder tiefgekühlt), 3 TL Agar-Agar (pflanzliches Dickungsmittel), 50 g flüssiger Honig, 2 Becher Joghurt à 150 g

▶ Weil sie sich schnell vollsaugen und so an Geschmack verlieren, die Himbeeren nicht waschen, sondern nur verlesen. Anschließend mit dem Pürierstab zerkleinern und in einen Topf geben.
▶ Mit einem Schneebesen das Agar-Agar unterrühren, das Ganze erhitzen und kurz aufkochen lassen.
▶ Den Topf von der Kochstelle nehmen und den Honig sowie den Joghurt unterrühren.
▶ Das Gelee in Glasschälchen füllen und mit einigen frischen Himbeeren garnieren.

Bluthochdruck

Von erhöhtem Blutdruck oder Hypertonie spricht man, wenn bei drei oder mehr Arztbesuchen das Blutdruckmessgerät zu verschiedenen Tageszeiten mehr als 165/95 mmHg angezeigt hat.

Das besondere Problem am Bluthochdruck: Er gehört zu den schleichenden Erkrankungen, deren Entwicklung nur selten bemerkt wird. Selten äußert sich Bluthochdruck bereits frühzeitig in Beschwerden wie Schwindel, Schlafstörungen, Atemnot oder Leistungsabfall. Wenn man die Folgen von jahrzehntelangem Bluthochdruck erstmals spürt, sind meist schon irreparable Schäden an Herz, Nieren, Gehirn oder Augen entstanden.

Ist das Salz schuld? Lange Zeit galt als medizinisch gesichert, dass die Entstehung von Bluthochdruck mit dem Salzkonsum zusammenhängt. Neuere Untersuchungen konnten dies allerdings nicht als allgemeingültig bestätigen.

Heilen mit Arzneimittelersatzstoffen
▶ Kohlensäurebäder

Hierbei handelt es sich um eine besondere Art der Wassertherapie, bei der die Blutgefäße in der Haut geöffnet und erweitert werden. Dadurch kann sich das Blut auf einen größeren Adernquerschnitt verteilen, und der Blutdruck sinkt.

Anwendung: Kohlensäurebäder sind in der Apotheke erhältlich (Anwendung vorher mit dem Arzt absprechen). Ins Badewasser gegeben, setzen sie Kohlensäure frei. Das Wasser sollte keine höhere Temperatur haben als ungefähr 30 bis 35 °C. Baden Sie mindestens 10, aber keinesfalls länger als 20 Minuten. Halten Sie sich anschließend gut warm. Wiederholen Sie diese Wasseranwendung alle 2 Tage.

Blasenentzündung – Bluthochdruck

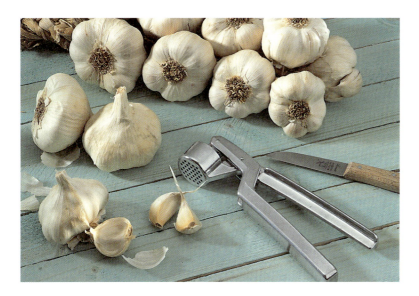

Qualitativ hochwertiger Knoblauch wird aus Italien, Frankreich und Spanien importiert. Die meisten Sorten sind elfenbeinfarben bzw. rötlich lila. Besonders wohlschmeckend und gesund ist der spanische lilafarbene Knoblauch.

▶ Grüner »Wake-up«-Tee
Versuchen Sie – wenigstens gelegentlich –, anstatt des morgendlichen Kaffees grünen Tee zu trinken. Das feinaromatische Getränk hat nicht nur blutdrucksenkende Eigenschaften durch seine Flavonoide, sondern sein Genuss sorgt auch für eine wohlige Mischung aus Entspannung und Wachheit, die den Start in den Alltag leichter macht.

▶ Knoblauch
Knoblauch wirkt blutdrucksenkend und ist gleichzeitig auch ein regelrechter »Rohrputzer« der Blutgefäße. Er sorgt dafür, dass das Schadensrisiko in den Blutgefäßwänden reduziert wird. Wer allerdings wirklich eine gesundheitsfördernde Wirkung erzielen möchte, muss seine Speisen täglich mit mindestens 1 bis 2 frischen Knoblauchzehen anreichern.

▶ Shiitakepilze
Bei erhöhten Blutdruckwerten empfehlen sich auch Shiitakepilze, zumal diese darüber hinaus dazu beitragen, erhöhte Blutfettwerte zu regulieren. Durch diese Eigenschaften kann man mit der Verwendung der schmackhaften Pilze dem Herzinfarkt und anderen schweren Herzerkrankungen überaus wirkungsvoll vorbeugen.

Grüner Tee senkt den Blutdruck, wenn man ihn länger als drei Minuten lang ziehen lässt. Eine in Holland durchgeführte Studie an 800 Männern ermittelte bei den regelmäßigen Teetrinkern eine deutlich geringere Quote an Herzerkrankungen.

Shiitake mit Tomaten
Zutaten für 2 Personen: 200 g Shiitakepilze, 150 g Tomaten, 1 Zwiebel, 20 g Margarine, 1 Prise Salz, 1 Messerspitze geriebener Ingwer
▶ Die Pilze in Scheiben schneiden, die Tomaten heiß überbrühen, abziehen und würfeln, die Zwiebel fein hacken.
▶ Die Margarine in einer Pfanne zerlassen und die Zwiebel darin anrösten. Pilze und Tomaten hinzufügen, kurz schmoren lassen und mit Salz und Ingwer würzen.
▶ Dieses Gericht schmeckt zu Kartoffeln ebenso gut wie zu Reis.

Darmentzündung

Die Darmentzündung Morbus Crohn zeigt sich in starken Durchfällen und Bauchkrämpfen mit Fieberschüben, Appetitlosigkeit sowie Gewichts- und Wasserverlust. In manchen Fällen ist der Stuhl blutig verfärbt oder von sehr dunkler Farbe. Die Symptome bei Colitis ulcerosa sind ebenfalls starke Durchfälle und Bauchkrämpfe. Hinzu kommen oft blutig-eitrige Verfärbungen des Stuhls.

Heilen mit Arzneimittelersatzstoffen
▶ Hefe
Hefepräparate mit dem Hefepilz Saccharomyces boulardii konnten in klinischen Studien ihre heilende Wirkung bei Darmentzündungen beweisen. Sie sind in der Apotheke erhältlich (z. B. Perenterol®). Die Dosierung entnehmen Sie der Verpackungsbeilage.
▶ Kefir
Vitamin A, das in Kefir reichlich vorhanden ist, zählt zu den wichtigsten Biostoffen für die Darmschleimhaut überhaupt. Das Vitamin sorgt für eine gute Durchblutung und stärkt die Widerstandskraft. Von noch größerer Bedeutung bei Darmentzündungen sind aber die Milchsäurebakterien des Kefirs. Sie wirken antibiotisch, regenerieren die Darmflora und steigern die Widerstandsfähigkeit der Schleimhäute. Viele Wissenschaftler schätzen die Wirksamkeit von Milchsäurebakterien auf infektiöse Darmerkrankungen weit höher ein als die der gängigen Medikamente der Pharmaindustrie.

Die Symptome der beiden wichtigsten entzündlichen Darmerkrankungen Morbus Crohn und Colitis ulcerosa sind für den Laien schwer zu unterscheiden; selbst viele Ärzte haben damit Probleme. Liegen bei Ihnen konkrete Verdachtsmomente für eine Darmentzündung vor, sollten Sie unbedingt einen Internisten oder einen Spezialisten für Magen-Darm-Erkrankungen zurate ziehen.

▶ Johannisbeeren

Schon im Mittelalter wurden Johannisbeeren zur Therapie von Darmerkrankungen eingesetzt. Sie enthalten viel Wasser, dafür wenig Kohlenhydrate und Proteine und sind dadurch die ideale Schonkost für den gereizten Darm. Darüber hinaus verfügen sie über viel Vitamin C zur Stärkung der Immunabwehr. Optimal ist es, Kefir und Johannisbeeren miteinander zu kombinieren, weil sich die Heilkräfte beider Nahrungsmittel sinnvoll ergänzen.

Anwendung: Mischen Sie Kefir etwa im Verhältnis 2 : 1 mit Johannisbeersaft (im Reformhaus erhältlich). Zum Süßen können Sie etwas Honig verwenden, aber keinen Zucker. Wohlschmeckend ist das Getränk mit ein paar Mandelsplittern. Trinken Sie täglich 3 Gläser.

▶ Kombuchatee

Die im Kombuchatee enthaltene Glukuronsäure wirkt entgiftend, seine Hefen und Milchsäuren stabilisieren die Darmflora.

Anwendung: Trinken Sie täglich mindestens 4 Tassen Kombuchatee. Wenn Sie auch Kefir zu sich nehmen, genügen 2 Tassen.

Darmträgheit und Verstopfung

Von einem trägen Darm spricht man, wenn er weniger als einmal in fünf Tagen entleert wird, im Unterleib ein ständiges Völlegefühl zu spüren und der Stuhl hart und trocken ist. Die Darmentleerung bereitet Schwierigkeiten, mitunter auch Schmerzen.

Heilen mit Arzneimittelersatzstoffen

▶ Ballaststoffreiche Nahrungsmittel

Eine natürliche und wirkungsvolle Maßnahme bei Darmträgheit und Verstopfung ist es, mehr ballaststoffreiche Nahrungmittel zu essen. Zu ihnen zählen Hülsenfrüchte (Bohnen, Erbsen, Kichererbsen, Linsen), Vollkornbackwaren, Trockenobst (Aprikosen, Pflaumen, Feigen, Datteln, Holunderbeeren) sowie Mandeln, Nüsse und Pistazien, Sesamsamen, Leinsamen und Mohnsamen. Ballaststoffreiche Nahrungsmittel sorgen dafür, dass die Nahrung im Darm schneller transportiert wird.

Chronische Verstopfung ist keine Bagatellerkrankung. In der Folge kann es zu Hämorrhoidalleiden, Blinddarmentzündung, Bruchleiden, Krampfadern und Dickdarmkrebs kommen.

▶ **Trockener Riesling**
Dieser Wein regt die Ausschüttung von Verdauungssäften an.
Anwendung: Trinken Sie 1 bis 2 Gläser pro Tag, am besten zum Mittag- und Abendessen.
▶ **Sauerkrautsaft**
Der im Reformhaus erhältliche Saft verfügt über Enzyme und Vitamine, die die Verdauung anregen.
Anwendung: Nehmen Sie bereits morgens auf nüchternen Magen 1 Esslöffel Sauerkrautsaft ein und dann jeweils zu den Mahlzeiten 1 weiteren Esslöffel.
▶ **Manna**
Die Wirksubstanz der Mannaesche ist das d-Mannit. Es pumpt sozusagen Wasser in den Darm und verbessert dadurch den Abtransport des Stuhls.
Anwendung: Nehmen Sie 2-mal täglich 1 Esslöffel Mannasirup ein (aus der Drogerie oder Apotheke). Trinken Sie mindestens 1/2 Liter stilles Mineralwasser dazu.

Eisenmangel

Eisenmangel kann zu den unterschiedlichsten Beschwerden führen. Brüchige Fingernägel, spröde Haut, dünne Haare, Lippenrisse und Ohrensausen gehören zu den eher harmlosen Symptomen, Blutarmut zu den schlimmeren. Letzteres ist vor allem für Schwangere von Bedeutung, da bei Blutarmut das Risiko einer Fehlgeburt um ein Vielfaches erhöht ist. In jüngerer Zeit sehen Mediziner auch einen Zusammenhang zwischen Eisenmangel und Schlafstörungen, Depressionen sowie Funktionsstörungen der Muskeln. Bei Kindern beeinträchtigt Eisenmangel die motorische und sprachliche Entwicklung.

Heilen mit Arzneimittelersatzstoffen
▶ **Rotbuschtee**
Dieser Tee gehört zu den wenigen Teesorten, die viel Eisen enthalten. Ein weiterer Vorteil gegenüber anderen Tees besteht darin, dass er nur geringe Mengen an Tanninen aufweist. Diese beeinträchtigen die

---

Viele Medikamente, die die Verdauung fördern, die Produktion von Magensäure drosseln oder bei Sodbrennen und Aufstoßen helfen sollen (z. B. »Antacidum«, »Aludrox«, »Andursi«, »Dystomin«), enthalten Metallverbindungen, die sich in unserem Organismus als echte »Eisenräuber« betätigen. Sie sollten also nicht über einen längeren Zeitraum eingenommen werden.

Eisenresorption. Das Eisen aus Rotbuschtee kann der Körper dagegen gut verwerten. Deshalb eignet sich dieser auch so vorzüglich als Alltagsgetränk.
Anwendung: Trinken Sie mehrmals täglich 1 Tasse Rotbuschtee. Das Kraut kann für 2 Aufgüsse verwendet werden.
▶ Kefir
Kefir enthält bis zu 0,2 Milligramm Eisen auf 100 Gramm, seine Hefen und Bakterien unterstützen außerdem den Organismus bei der Verwertung dieses wichtigen Spurenelements.
▶ Vitamin-C-haltige Nahrungsmittel
Vitamin C verbessert die körpereigene Eisenverwertung. Bedeutende Mengen des Vitamins finden sich in Salaten, Kiwis, Orangen, Paprikaschoten, Tomaten und Zitronen.

Erkältungskrankheiten

Ständiges Niesen, eine tropfende Nase und anschwellende Schleimhäute, Husten, Heiserkeit sowie Hals-, Kopf- und Gliederschmerzen sind die typischen Symptome bei Erkältungskrankheiten, oftmals begleitet von mehr oder weniger heftigem Fieber.

Heilen mit Arzneimittelersatzstoffen
▶ Sonnenblumenöl
Mundspülungen mit Sonnenblumenöl sollte man in der nasskalten Jahreszeit unbedingt einmal täglich durchführen. Wer rechtzeitig damit beginnt, hat gute Chancen, sich überhaupt nicht zu erkälten.
Anwendung: 1 Esslöffel Sonnenblumenöl einnehmen und für 15 bis 20 Minuten im Mund behalten. Das Öl mit der Zunge in alle Winkel des Mund- und Rachenraums pressen. Danach ausspucken und den Mund sorgfältig mit warmem Wasser ausspülen. 1 Anwendung pro Tag, am besten morgens oder abends, genügt.
▶ Aromatherapie
Bei der Aromatherapie sollten jene Aromaöle im Vordergrund stehen, die eine leicht antibiotische Wirkung besitzen. Dazu zählen Eukalyptus-, Myrrhe-, Thymian- und Wacholderöl.

> **Ein grippaler Infekt und eine echte Virusgrippe haben einige Gemeinsamkeiten (z. B. Husten, Schnupfen, Halsschmerzen), es gibt jedoch auch Unterschiede. So ist das Fieber bei Grippe in der Regel höher als bei einer Erkältung, außerdem fühlt man sich deutlich geschwächter.**

Anwendung: Ein paar Tropfen eines der genannten Öle in eine große Schüssel mit heißem Wasser geben. Den Kopf darüber beugen und dabei Nacken und Hinterkopf mit einem Handtuch abdecken. Etwa 10 Minuten lang abwechselnd durch Mund und Nase einatmen. Die Anwendung 2-mal pro Tag wiederholen. Anschließend für mindestens 1/2 Stunde nicht an die frische Luft gehen.

Eine andere, etwas leichter zu handhabende Form der Inhalation ist es, einige Tropfen eines Aromaöls auf ein Papiertaschentuch zu geben und vor die Nase zu halten, ohne dass es den Mund berührt. Bei Bedarf für eine Weile abwechselnd durch Mund und Nase einatmen. Der Vorteil dieser Anwendung: Sie lässt sich überall durchführen, weil man das Aromaölfläschchen einfach in die Tasche stecken kann.

▶ Grapefruitkernextrakt

Die Kerne der Grapefruit enthalten zahlreiche Substanzen (Hesperidin, Naringin, Didymin, Querzetin, Nobiletin u. a.), die seit längerem für ihre leicht antibiotischen Wirkungen bekannt sind. Erst in jüngster Zeit fand man jedoch heraus, dass die Mischung dieser Substanzen in Grapefruitkernen wohl einmalig ist. Der aktuelle Forschungsstand besagt: Grapefruitkernextrakt wirkt antibiotisch auf 800 Viren- und Bakterienstämme, die meisten von ihnen gehören zu den Auslösern oder Begleitern von Erkältungskrankheiten.

Anwendung: 4 bis 5 Tropfen Grapefruitkernextrakt in 30 Milliliter Wasser geben. Ein Wattestäbchen darin eintauchen und damit den Naseninnenraum und die oberen Partien der Rachenschleimhaut vorsichtig, aber gründlich betupfen.

▶ Honig

Der im Honig enthaltene Zucker entwickelt – wird er mit menschlichem Speichel vermischt – antibiotische Stoffe. Außerdem verfügt er über viel Energie (etwa 300 Kilokalorien auf 100 Gramm), zu deren Freisetzung die Verdauung nicht beansprucht werden muss. Beides macht dieses Bienenprodukt während einer Erkältung, die meist von mangelndem Appetit begleitet ist, zu einem idealen Nahrungsmittel.

Anwendung: Optimal ist es, 1 Teelöffel Honig und 3 Tropfen Grapefruitkernextrakt zu mischen. Dieses Gemisch 3-mal täglich vor den Mahlzeiten einnehmen.

Erkältungen brauchen ihre Zeit, bis sie überwunden sind. In der Regel dauert es drei bis vier Tage, bis das Schlimmste überstanden ist. Wenn sich nach acht Tagen immer noch keine deutliche Besserung zeigt, muss zur Diagnoseabsicherung ein Arzt konsultiert werden.

▶ **Knoblauch**

Das würzige Zwiebelgewächs enthält zahlreiche Vitamine zur Stärkung des Immunsystems. Die Knoblauchsubstanz Allizin wirkt keimtötend, darüber hinaus wird das Allizin über den Atem ausgeschieden (daher der unverwechselbare Geruch). Auf diese Weise kann es gezielt auf die infizierten Atemwege einwirken.

Die Wirkung von geruchlosen Knoblauchpräparaten ist umstritten, da ja gerade die Abatmung des Allizins therapeutische Effekte erzielt. Auf der sicheren Seite steht, wer bei Erkältungen 2 bis 3 Zehen täglich isst. Die typische Ausdünstung ist unvermeidlich, allerdings lässt sie bei regelmäßigem Verzehr mit der Zeit etwas nach.

▶ **Kresse**

Brunnen- und Kapuzinerkresse enthalten große Mengen an antibiotischem Benzyl-Isothiozyanat, außerdem sehr viel Vitamin C, Karotinoide, Kalium und Magnesium. Deshalb: Reichern Sie Ihre Mahlzeiten häufig mit Kresse an.

Brunnenkresse-Knoblauch-Quark

Zutaten für 2 Personen: 300 g Magerquark, 200 g saure Sahne, 1/2 Zwiebel, 2 EL Brunnenkresse, 1 Knoblauchzehe, Salz, Pfeffer

▶ Den Quark in einer Schüssel mit der sauren Sahne glatt rühren, die Zwiebel in sehr kleine Würfel schneiden, die Brunnenkresse fein hacken, den Knoblauch zerdrücken. Alles unter den Quark mischen und mit Salz und Pfeffer würzen.

▶ Der Aufstrich schmeckt besonders pikant auf Pumpernickel und allen anderen dunklen Brotsorten. Wer im Winter 3-mal pro Woche davon isst, hat gute Aussichten, keine großen Probleme mit Erkältungen zu bekommen.

Fußpilz

Wenn an den Fußsohlen oder zwischen den Zehen eine Rötung auftritt und sich die Haut schuppt, sind dies Anzeichen für eine Fußpilzerkrankung. Mitunter kommt es außerdem zu einem ausgesprochen unangenehmen Jucken.

Als Wunderwaffe gegen Erkältungskrankheiten gilt Vitamin C. Jüngere Untersuchungen haben jedoch ergeben, dass Vitamin C bei grippalen Infekten nur dann heilend wirkt, wenn vorher ein Mangel an diesem Vitamin vorlag. Besser ist also, sich immer Vitamin-C-reich zu ernähren, um sich auf diese Weise vor Erkältungskrankheiten zu schützen.

Heilen mit Arzneimittelersatzstoffen

▶ Backpulverpaste

Ein probates Mittel gegen Fußpilz ist mit Wasser vermischtes Backpulver. Dies hilft gegen das Jucken zwischen den Zehen und raubt nachwachsenden Pilzen die Lebensgrundlage.

Anwendung: Das Backpulver mit lauwarmem Wasser verrühren, bis eine zähe Paste entsteht. Auf den betroffenen Stellen verteilen. Für 3 Minuten einwirken lassen und wieder abspülen. Danach die Füße sorgfältig abtrocknen und mit Puder oder Stärkemehl einreiben.

▶ Teebaum- und Palmarosaöl

Beide Öle konnten in klinischen Untersuchungen ihre pilztötenden Eigenschaften unter Beweis stellen. Teebaumöl ist in dieser Hinsicht den meisten chemischen Mitteln überlegen. In der Erfahrungsmedizin hat sich eine Mischung aus Teebaum- und Palmarosaöl als sehr wirkungsvoll bei Fußpilz herausgestellt.

Anwendung: Von beiden Ölen jeweils 5 bis 8 Tropfen in eine große Schüssel mit warmem Wasser träufeln und darin ein 10-minütiges Fußbad nehmen. Am besten sind 2 Anwendungen täglich über einen längeren Zeitraum hinweg.

▶ Grüner Tee mit Salbei

Die Gerbstoffe des grünen Tees schützen die Fußhaut vor immer neuen Infektionen, indem sie die Haut »gerben«, also zusammenziehen und oberflächenhärter machen. Die in ihm ebenfalls enthaltenen Saponine wirken außerdem fungizid (pilzabtötend). Sie besitzen eine deutliche Neigung, Fette an sich zu ketten. Dadurch sind sie offenbar in der Lage, die fetthaltigen Außenwände der Pilze zu »knacken«. Salbei hemmt die Arbeit der Schweißdrüsen und entzieht dadurch den schädlichen Pilzen die Lebensgrundlage.

Anwendung: 4 Esslöffel grünen Tee und 2 Esslöffel Salbeiblätter in eine große Schüssel geben, mit 2 Liter heißem Wasser überbrühen und für mindestens 5 Minuten ziehen lassen. Ein Abseihen der Pflanzenteile ist nicht notwendig. Die Füße hineintauchen (Vorsicht: zuerst die Temperatur prüfen) und für 10 Minuten darin baden. Wichtig ist, dass sie bis unter den Knöchelrand mit Wasser bedeckt sind. Nach dem Bad die Füße sorgfältig abtrocknen.

Fußpilz beeinträchtigt die Widerstandsfähigkeit der von ihm betroffenen Haut. Die Erreger der Wundrose beispielsweise, einer schmerzhaften Hautinfektion, befallen vorzugsweise jene Partien, die zuvor durch den Fußpilz geschwächt wurden. Fußpilz muss daher stets behandelt werden.

Gastritis (Magenschleimhautentzündung)

Leichtere Fälle von Magenschleimhautentzündung zeigen sich in Symptomen wie Sodbrennen, Völlegefühl (obwohl nichts gegessen wurde), Aufstoßen sowie Appetitlosigkeit. In schweren Fällen treten Schmerzen im Oberbauch auf, außerdem kommt es zu Magenkrämpfen, Durchfall, Blähungen und Verstopfung. Nach übermäßigem Essen besteht die Neigung zum Erbrechen.

Heilen mit Arzneimittelersatzstoffen

▶ **Unverträgliches meiden**
Zu den Nahrungsmitteln, die bei Gastritis oder Magengeschwüren in der Regel Beschwerden verursachen, gehören Kaffee (auch entkoffeiniert), scharfe Gewürze (vor allem Pfeffer und Chili) und solche, die einen hohen Gehalt an ätherischen Ölen aufweisen (z. B. Zwiebeln). Viele Patienten haben auch Probleme mit frittierten Speisen (vor allem Pommes frites) und fetthaltigem Essen (z. B. Sahnekuchen, Braten und deftige Saucen). Viel ist also gewonnen, wenn man die Ernährung ändert, mehr frisches Obst und Gemüse, dafür weniger Fett isst und auf reizstoffarme Getränke umsteigt.

▶ **Weißkohlsaft**
Der amerikanische Arzt Carnett Cheney erzielte große Erfolge bei der Behandlung von Magenschleimhautentzündungen sowie Magen- und Zwölffingerdarmgeschwüren, indem er seine Patienten einer Weißkohlsaftdiät unterzog. Die Heilwirkungen des Safts beruhen auf seinem hohen Gehalt an S-Methylmethionin.
Anwendung: Ein 1-wöchige Weißkohlsaftdiät führen Sie durch, indem Sie täglich 1 Liter des in Reformhäusern erhältlichen Safts über den Tag verteilt trinken. Um hierbei Blähungen vorzubeugen, empfiehlt es sich dringend, dem Saft jeweils etwas Kümmel hinzuzufügen. Während der Saftdiät sollten Sie Ihre übliche Kalorienzufuhr um mindestens die Hälfte reduzieren, bevorzugen Sie außerdem hochwertige Pflanzenkost (vor allem Äpfel, Möhren und Papayas) in Kombination mit jodhaltigen Nahrungsmitteln wie Fisch (keine Fertiggerichte) sowie Milchprodukte.

Die Symptome der Gastritis ähneln stark denen des so genannten Reizmagens, sie sind daher für den Betroffenen, aber auch für viele Ärzte nicht leicht zu unterscheiden. Die aufgeführten Ernährungstipps unterstützen die Therapie beider Erkrankungen.

▶ **Papaya**

Bemerkenswert an dieser Frucht ist ihr Gehalt an Papain, das nicht nur die Verdauung fördert, sondern auch bereits bestehende Entzündungen der Magenschleimhaut lindern kann. Weitere wichtige Biostoffe der Papaya sind Karotinoide und Vitamin C.

Anwendung: Die Papaya eignet sich als Dessert, indem man die Frucht in Streifen schneidet und mit Honig nachsüßt. In Kombination mit anderem Obst schmeckt sie ebenfalls gut. Ein Obstsalat sollte generell nicht zu sauer zubereitet werden. Darauf reagieren Menschen mit angegriffener Magenschleimhaut empfindlich.

▶ **Kefir und Joghurt**

Das in Kefir und Joghurt enthaltene Vitamin A baut in den Magenwänden zerstörte Schleimhautbereiche wieder auf, so dass ihnen die Salzsäure des Magens nichts mehr anhaben kann. Außerdem stärkt Vitamin A die Immunabwehr. Das Kobalamin und die Milchsäurebakterien wirken unterstützend im Kampf gegen Helicobacter pylori, den Hauptauslöser der Gastritis. Von großer Bedeutung ist auch deren basischer Charakter. Entzündungen der Magenschleimhaut gehen in der Regel mit einer Übersäuerung des Magens einher. Hier vermögen Kefir und Joghurt wirksam gegenzusteuern.

Papayas werden ganzjährig angeboten. Beim Kauf sollten Sie darauf achten, dass die Früchte gelblich orange und nicht zu weich sind. Grüne Papayas wurden zu früh gepflückt, sie reifen auch nicht mehr nach.

Kefir mit Papaya und Banane

Zutaten für 1 Person: 100 g Papaya, 100 g Banane, 250 g Kefir (3,5 % Fett), 2 EL flüssiger Honig

▶ Die Papaya und die Banane in mundgerechte Stückchen schneiden und unter den Kefir mischen. Mit Honig süßen.

▶ Dieser Obstkefir eignet sich als sättigende und dabei leichte und wohltuende Zwischenmahlzeit.

Harnsteinleiden

Harnsteine können sich zwar in den Nieren und den harnableitenden Wegen ansammeln, ohne dass Beschwerden auftreten, häufig jedoch verursachen sie ziehende Rückenschmerzen. Eine Nierenkolik zeigt sich in wellenartigen, äußerst heftigen Schmerzen.

Heilen mit Arzneimittelersatzstoffen

▶ Senfbrei

Senfbreiauflagen zählen zu den bewährten Erste-Hilfe-Maßnahmen bei einer Nierenkolik.

Anwendung: 300 Gramm gemahlenes Senfpulver (in der Apotheke erhältlich) in warmem Wasser lösen und zu einem streichfähigen Brei verarbeiten. Den Brei auf ein Mull- oder Leinentuch breiten und dieses mit der senfbreifreien Seite auf die Nierengegend legen, bis der Schmerz nachlässt.

▶ Trinken, trinken, trinken!

Die Erhöhung der Flüssigkeitszufuhr gehört bei Harnsteinleiden zu den wichtigsten Therapiemaßnahmen. Durch das viele Trinken erhöht sich die Harnmenge, was die Konzentration der steinbildenden Substanzen verringert. Wem es beispielsweise gelingt, seine tägliche Harnmenge von 1000 auf 2500 Milliliter zu steigern, halbiert dadurch die Anzahl der Kalziumionen, die in den ableitenden Harnwegen zur Steinbildung beitragen können.

Es ist jedoch unnötig, täglich vier oder mehr Liter Flüssigkeit zu sich zu nehmen. Durch eine Harnmenge von mehr als 2500 Millilitern werden keine zusätzlichen therapeutischen Effekte erzielt, die Zahl der Kalziumionen bleibt davon unbeeinflusst. Die ideale Flüssigkeitszufuhr liegt bei etwa 3 bis 3,5 Litern pro Tag. Als Getränk Nummer eins sollten Sie Mineralwasser bevorzugen, gänzlich ungeeignet sind Colagetränke und Kaffee.

▶ Grüner Tee

Grüner Tee empfiehlt sich bei Harnsteinen in vielerlei Hinsicht: Wie die meisten anderen Teesorten auch, unterstützt er die Harnausscheidung. Hauptverantwortlich für diese Wirkung sind die ätherischen Öle sowie das in ihm enthaltene Kalium. Durch eine verbesserte Harnausscheidung können überschüssige Säuren leichter aus dem Körper transportiert werden. Grüner Tee verbessert auch die Verdauung von Fett. Oft ist unser Körper durch das reichhaltige Angebot an tierischen Fetten in der Nahrung überfordert, so dass er die Ausscheidung von Harnsäure drosseln muss. Durch die »fettschluckenden« Saponine im grünen Tee gelangen weniger Fette in den Blutkreislauf,

Die Ansicht, beim Vorliegen kalziumhaltiger Harnsteine dürfe man keine Milchprodukte (die viel Kalzium enthalten) essen, hält sich hartnäckig. Dabei steht heute fest, dass ein Verzicht auf Milchprodukte sogar zu einer vermehrten Oxalsäureausscheidung im Harn führt, d. h., das Harnsteinrisiko steigt, wenn man weder Milch noch Käse, Quark oder Joghurt zu sich nimmt.

und es kann folglich mehr Harnsäure ausgeschieden werden. Zudem ist grüner Tee alkalisch – er stellt so einen natürlichen Schutz gegen Übersäuerungszustände dar.
Anwendung: Trinken Sie täglich zu den Mahlzeiten etwa 1/4 Liter grünen Tee. Verwenden Sie nur den 1. Aufguss (3 Minuten lang ziehen lassen), er mobilisiert deutlich die Harnausscheidung.

Heiserkeit

Die nicht mit einer Erkältung einhergehende Heiserkeit äußert sich durch ein trockenes Kratzen im Hals und häufiges Räuspern. Die Stimme ist leise und krächzend, es werden sogar Töne »verschluckt«.

Heilen mit Arzneimittelersatzstoffen
▶ Salz

Das Inhalieren mit Salzwasser ist ein altes und bewährtes Hausmittel bei Heiserkeit. Der Dampf hält die Stimmbänder geschmeidig, das Salz wirkt entzündungs- und keimhemmend.
Anwendung: Eine Schüssel mit heißer, 5- bis 10-prozentiger Salzlösung füllen. Den Kopf darüber beugen, Hinterkopf und Nacken mit einem Tuch abdecken und durch Nase und Mund atmen.
▶ Sonnenblumenöl

Spülungen mit Sonnenblumenöl sind vor allem angezeigt, wenn Sie immer wieder unter Heiserkeit leiden.
Anwendung: 1 Esslöffel Sonnenblumenöl einnehmen, im Mund behalten und für 15 bis 20 Minuten im Mund- und Rachenraum bewegen. Das Öl ausspucken und den Mund sorgfältig ausspülen.
▶ Kartoffelwickel

Ein Halswickel mit Kartoffeln unterstützt die Stimmbänder in ihrem Bemühen, sich zu erholen.
Anwendung: 4 gekochte Kartoffeln zerdrücken, heiß auf ein Tuch streichen und einschlagen. Den Wickel so anlegen, dass er vom Kinn bis zu den Schultern reicht. Um die Wärme zu halten, ein weiteres Tuch um den Hals schlagen. Erst wenn er abgekühlt ist, den Wickel abnehmen. Führen Sie dies 3-mal täglich durch.

Länger anhaltende Heiserkeit kann bedeuten, dass sich bereits so genannte Sänger- oder Schreiknötchen entwickelt haben. Dabei handelt es sich um Schleimhautverdickungen in der oberen Stimmbandhälfte. Der Betroffene muss sich in diesem Fall unbedingt schonen, sonst nimmt seine Stimme irreparablen Schaden.

Herpes labialis

Zunächst kommt es zu einem Spannungsgefühl und leichtem Kribbeln auf der Lippe. Binnen kurzer Zeit erscheinen die typischen, schmerzhaften Herpesbläschen. In schweren Fällen kann sich das gesamte Gesicht mit Pusteln überziehen.

Heilen mit Arzneimittelersatzstoffen
▶ Niembaumöl
In Indien wird Niembaumöl mit großem Erfolg gegen vielerlei Viruserkrankungen eingesetzt. Auch Herpesinfektionen werden durch Viren verursacht.
Anwendung: Niembaumöl und Olivenöl im Verhältnis 1:8 mischen, zur aromatischen Verbesserung kann man die Hälfte des Olivenöls auch durch Lavendelöl ersetzen. Einen Wattebausch in das Öl tauchen und die betroffenen Stellen damit betupfen.
▶ Teebaum- und Palmarosaöl
In der Naturmedizin hat sich die Mischung aus Teebaum- und Palmarosaöl gegen Lippenherpes sehr bewährt. Der Erfolg ist umso größer, je früher mit der Behandlung begonnen wird.
Anwendung: Beide Öle zu gleichen Teilen mischen und in 8 Teile Jojoba- oder Olivenöl einrühren. Einen Wattebausch in das Öl tauchen und die betroffenen Stellen damit betupfen.
▶ Urin
Anwendung: Etwas von Ihrem Morgenurin auffangen und in ein Glas geben. Einen Wattebausch in den Urin tauchen und die betroffenen Stellen damit betupfen.

Herpesviren können für Menschen mit chronischen Erkrankungen wie Diabetes mellitus, Krebs oder AIDS überaus gefährlich sein. Hier ist unbedingt ärztliche Hilfe vonnöten.

Husten

Husten kann sich in vielen unterschiedlichen Formen zeigen. Ist er von einem Kribbeln im Hals begleitet, spricht man von einem Reizhusten. Typisch dabei ist die extreme Empfindlichkeit gegenüber Kaltluft. Ein Reizhusten kündigt meistens eine Erkältung an. Hüsteln oder Räuspern dagegen sind in der Regel psychosomatisch bedingt.

Tief sitzender Husten mit Schleimauswurf zeigt eine ernsthafte Erkrankung der Atemwege an. Kratzender und krampfartiger Husten schließlich kann z. B. bei asthmatischen Erkrankungen und Keuchhusten auftreten.

Heilen mit Arzneimittelersatzstoffen

▶ Viel trinken

Husten mit starkem Auswurf ist für den Körper mit einem überdurchschnittlich hohen Flüssigkeitsverlust verbunden, der unbedingt ausgeglichen werden muss. Trinken Sie daher viel und regelmäßig, auch dann, wenn Sie keinen Durst verspüren. Die besten Getränke sind Tee, Mineralwasser und damit gemischte Fruchtsäfte.

▶ Fenchelsamen und Oregano

Inhalationen mit diesen beiden Heilgewürzen unterstützen die Tätigkeit des Flimmerepithels in Ihren Bronchien, das Abhusten und das Atmen werden erleichtert.

Anwendung: Je 2 Esslöffel Fenchelsamen und Oregano in eine große Schüssel geben und mit 3 bis 4 Liter kochendem Wasser überbrühen. Den Kopf darüber beugen, Nacken und Hinterkopf mit einem Handtuch bedecken. Abwechselnd durch Nase und Mund tief inhalieren.

▶ Teebaumöl

Teebaumöl wirkt antibiotisch, es kann daher auch bei infektiöser Bronchitis heilende Wirkung haban.

Anwendung: 1 Teelöffel Olivenöl mit 5 Tropfen Teebaumöl und 5 Tropfen Majoranöl (aus der Apotheke) mischen. Brust und Rücken damit einreiben, am besten 2-mal pro Tag.

▶ Honig und Zwiebel

Nicht nur die Vitamine und Mineralien des Honigs wirken sich positiv auf Husten aus, sondern auch seine physikalische Beschaffenheit. Die weiche und doch in sich geschlossene Honigmasse legt sich wie ein Balsam über die strapazierten Bereiche im Hals- und Rachenraum. Der Hustenreiz kann dadurch mitunter ganz zum Erliegen gebracht werden. Die Zwiebel enthält antibiotische Sulfide, sie ergänzt den Honig wirksam.

Dampfbäder reinigen die oberen Atemwege von Schleim und Ablagerungen. Nicht angewendet werden dürfen sie bei entzündlichen Hauterkrankungen, Augenbeschwerden sowie Herz-Kreislauf-Erkrankungen. Gönnen Sie sich nach der Inhalation etwas Ruhe, und gehen Sie nicht direkt danach an die frische Luft.

Anwendung: 1 Zwiebel klein hacken und mit 2 Esslöffeln Honig in ein Schraubverschlussglas geben. Der austretende Zwiebelsaft vermischt sich nach einer Weile mit dem Honig. Mehrmals täglich einige Teelöffel davon einnehmen.

▶ Rettich

Der »Radi«, wie man den Rettich in Bayern nennt, hat sich bei der Linderung von Hustenbeschwerden vielfach bewährt, vor allem bei Keuchhusten. Er enthält Biostoffe wie Senföl und Raphanol, die sich entspannend auf die Muskeln der Atemwege auswirken.

Anwendung: 1 großen Rettich aushöhlen und mit Honig füllen. Nach 3 bis 5 Stunden kopfüber in eine Schüssel stellen und die Honig-Rettichsaft-Mischung auffangen. Mehrmals täglich einige Teelöffel dieses Hustensafts einnehmen.

Der Rettich bietet sich natürlich auch zur Verwendung in Rohkostsalaten an. Besonders gut schmeckt er – fein geraspelt – mit Kopf- oder Feldsalat sowie zusammen mit Tomaten oder Möhren. Als Dressing empfiehlt sich eine mild gewürzte Öl-Essig-Mischung, wodurch die E-Vitamine der Rohkost optimal gelöst werden.

Kopfschmerzen

Die für Migräne typischen Symptome sind halbseitig auftretender Kopfschmerz, in einigen Fällen auch Übelkeit, Erbrechen, Lichtscheu, Seh- und Sprechstörungen. Spannungskopfschmerzen sind dadurch gekennzeichnet, dass sich der Schmerz wie ein Schraubstock um den Schädel legt.

Heilen mit Arzneimittelersatzstoffen
▶ Pfefferminzöl

Jüngere Untersuchungen an der Universitätsklinik Kiel eröffnen Perspektiven für das alte Heilkraut Pfefferminze. Ihr Öl enthält Menthol und andere Substanzen, die bei lokaler Anwendung auf der Haut – beispielsweise auf Stirn und Schläfen – kühlend und schmerzlindernd wirken. Außerdem hemmen sie die Wirkung der Botenstoffe Serotonin und Substanz P, die als biologische Übermittler des Kopfschmer-

---

Die meisten Menschen wollen während eines Migräneanfalls keinen Bissen zu sich nehmen. Ein Forscherteam der Londoner Migräneklinik hat jedoch herausgefunden, dass es vielen Migränekranken besser geht, wenn sie während einer Schmerzattacke Kekse oder trockene Brötchen essen.

zes gelten. In einem Experiment an 164 Patienten mit Spannungskopfschmerzen vermochte zehnprozentiges Pfefferminzöl nach 15 Minuten den Schmerz deutlich zu verringern. Damit erzielt es ähnliche Erfolge wie Parazetamol und Azetylsalizylsäure (Aspirin®) – ohne deren Nebenwirkungen zu haben. Pfefferminzöl erhalten Sie beispielsweise in der Apotheke.

▶ Bernstein

Hilfreich bei Kopfschmerzen – so die Medizin der Zigeuner – ist es, eine Bernsteinkette zu tragen. Wissenschaftler haben mittlerweile herausgefunden, dass die Inhaltsstoffe des Bernsteins tatsächlich in schmerzbildende Vorgänge unseres Körpers eingreifen können.

Krampfadern

Krampfadern treten meist an den Waden als vergrößerte, wurmartig gewundene und verdickte blaurote Venen auf, die sich unter der Haut sichtbar abzeichnen oder diese deutlich nach oben ausbeulen.

> **Krampfadern sind mittlerweile eine richtiggehende Volkskrankheit. Etwa ein Viertel aller Männer und die Hälfte aller Frauen im Alter über 40 Jahren leiden darunter.**

Heilen mit Arzneimittelersatzstoffen

▶ Honigmelone

Wer zweimal in der Woche eine Honigmelone isst, hat gute Chancen, von Krampfadern verschont zu bleiben bzw. bereits bestehende kleinere Krampfaderprobleme in den Griff zu bekommen. Die Frucht verfügt über einen Adenosinkomplex, der den problematischen Blutgerinnungsstoff Fibrin von den Venenwänden »abkratzt«.

Anwendung: Honigmelonen isst man am besten frisch und ungesüßt. Sehr delikat: In kleine Stücke geschnittene Honigmelone mit etwas frisch geriebenem Ingwer. Es gibt kaum ein besseres Dessert – und sicher keines, das mehr Biostoffe gegen Krampfadern enthält.

▶ Chili

Noch ist nicht geklärt, welcher Wirkstoff des Chilis dazu beiträgt, das Risiko von Blutgefäßerkrankungen zu minimieren. Dass Chili dazu in der Lage ist, scheint festzustehen. So wurde in einer Studie eine Gruppe von Thailändern (diese verwenden viel Chili) mit einer Gruppe von US-Amerikanern (die wenig Chili essen) verglichen.

Das Ergebnis: Je höher der Chilikonsum, desto stärker war die fibrinolytische Aktivität der betreffenden Personen, d. h., ihr Blut war besser imstande, Gerinnungsstoffe abzubauen. Die untersuchten Thailänder litten daher auch wesentlich seltener an Erkrankungen der Blutgefäße wie Krampfadern oder Arteriosklerose.

Anwendung: Verwenden Sie den »heißen« Chili ruhig großzügig in Ihrer Küche. Mit ihm lassen sich alle möglichen Speisen schmackhaft würzen, nicht nur das berühmte Chili con Carne.

▶ Ingwer

Der Ingwer enthält den Gerinnungshemmer Gingerol. Versuchen Sie daher, das Gewürz so oft wie möglich zu verwenden.

▶ Rosskastanienextrakt

Rosskastanien vermögen bis zu einem gewissen Grad die Venenwände abzudichten. Dadurch gelangt keine Flüssigkeit mehr in das umliegende Gewebe, man bleibt wenigstens von den Schwellungen verschont. Außerdem erscheinen die Krampfadern weniger groß.

Anwendung: Am sinnvollsten kommt die Rosskastanie als Extrakt zum Einnehmen zur Wirkung. Dieser Extrakt ist in Apotheken und Reformhäusern erhältlich. Die genauen Dosierungen entnehmen Sie bitte der Packungsbeilage.

Krampfadern bilden sich nicht von selbst zurück. Meist sprechen nur kosmetische Gründe für eine Entfernung durch Operation oder Verödung. Medizinisch notwendig ist ein Eingriff, wenn die Beine geschwollen sind, nach einem langen Tag schmerzen oder sich taub anfühlen und es zu Blutungen kommt.

Chili verleiht vielen Speisen erst den richtigen Pfiff. Besonders gut schmeckt die gesunde Schote als Zutat in Saucen zu Nudeln oder Fleisch.

▶ Kneippgüsse
Regelmäßig durchgeführte Kneippgüsse sind das wohl effektivste Training für die Blutgefäße.
Anwendung: Mit dem kalten Duschstrahl am rechten Fuß außen beginnen, langsam bis zur Leiste hoch wandern und dann den Wasserstrahl an der Innenseite des Beins zum Fuß zurückführen. Zum linken Bein wechseln und in gleicher Weise vorgehen. Anschließend das Ganze wiederholen. Führen Sie diese Anwendung 2-, besser 3-mal täglich durch.

Krebserkrankungen

Symptome, die auf eine Krebserkrankung im Frühstadium hinweisen können, sind:
▶ Schorfige Krusten oder Geschwüre, die nicht innerhalb von drei Wochen abheilen
▶ Hautflecken oder Muttermale, die größer werden, bluten, schmerzen oder jucken
▶ Ein Knoten oder eine Schwellung unter der Haut
▶ Schluckbeschwerden
▶ Länger andauernde Heiserkeit
▶ Anhaltender Husten
▶ Husten mit blutigem Auswurf
▶ Veränderungen im Stuhl, vor allem eine blutrote Verfärbung
▶ Blutungen nach der Menopause

Alle genannten Symptome können auch eine andere Ursache als Krebs haben; suchen Sie zur Absicherung der Diagnose daher in jedem Fall einen Arzt auf!

Mit Arzneimittelersatzstoffen vorbeugen und die Heilung unterstützen
▶ Rotbusch-, Lapacho-, Kombucha- und grüner Tee
Bei all diesen Teesorten konnten Krebs hemmende Effekte beobachtet werden. Ihnen gemeinsam ist, dass sie freie Radikale – also aggressive Substanzen – im Körper binden und unschädlich machen. Lapacho,

Eine phytotherapeutische Fachzeitschrift berichtete unlängst von einem Extrakt aus Teewurzeln, der im Laborversuch das Wachstum bereits bestehender Tumore stoppen konnte. In Japan wird grüner Tee seit langem zur Vorbeugung und begleitenden Behandlung von Krebserkrankungen eingesetzt. Nun scheint auch hierzulande die Zeit des grünen Tees anzubrechen.

Kombucha- und grüner Tee greifen außerdem positiv in fehlgesteuerte Stoffwechselvorgänge ein, die das Entstehen von Krebs begünstigen können. Am sinnvollsten ist es, sowohl zur Vorbeugung als auch zur Therapiebegleitung, sich für einen der Tees zu entscheiden. Wer alle Teesorten gleichzeitig einsetzt, muss nicht nur mehr Aufwand betreiben, sondern riskiert außerdem, dass die Wirkstoffe der verschiedenen Tees in zu geringer Konzentration aufgenommen werden.

Bei der Auswahl lässt man sich am besten von persönlichen Vorlieben leiten. Kombucha- und grüner Tee sind zunächst etwas gewöhnungsbedürftig, wobei aber vor allem der Genuss von grünem Tee nach und nach zu einem besonderen Geschmackserlebnis werden kann. Lapacho- und Rotbuschtee schmecken hingegen kräftig und fruchtig. Damit die Tees die gewünschte Wirkung entfalten können, müssen große Mengen (mindestens 1 Liter täglich) getrunken werden.

▶ **Kefir und Joghurt**

Die Milchsäurebakterien von Kefir und Joghurt stimulieren das Immunsystem und verhindern im Darm das Entstehen fäkaler Enzyme, die als einer der Hauptauslöser von Darmkrebs gelten.

Anwendung: Essen Sie täglich mindestens 500 Gramm Kefir oder Joghurt. Wählen Sie bei Übergewicht fettreduzierte Produkte.

▶ **Kurkuma**

Das auch als Gelbwurz bekannte Kurkuma ist derzeit der Star unter den Heilgewürzen. Von ihm sind jüngst Wirkungen bekannt geworden, die dessen Einsatz z. B. bei der Behandlung von chronischen Entzündungen und zur Vorbeugung von Krebsgeschwüren rechtfertigen. Diese Wirkungen gehen auf die in ihm enthaltenen Curcuminoide zurück, die imstande sind, aggressive Moleküle aus dem Gewebe »herauszufischen«, bevor sie die Zellwände attackieren können.

> **Allen Krebs hemmenden Arzneimittelersatzstoffen ist gemeinsam, dass sie in hohen Dosen angewendet werden müssen, um ihre Wirkungen entfalten zu können. Dies fällt natürlich umso leichter, je besser ein Arzneimittelersatzstoff schmeckt. Lassen Sie sich daher bei der Auswahl auch von Ihrem Geschmack leiten.**

Kurkuma-Mandelmus-Milch

Zutaten: 500 ml frische Vollmilch, 1 Messerspitze Ingwerpulver, 1 gestrichener TL Kurkumapulver, 1 EL Mandelmus, 1 gestrichener TL brauner Rohrzucker

▶ Die Milch erhitzen und Ingwer, Kurkuma, Mandelmus und Rohrzucker hineinrühren. Kurz aufkochen lassen und heiß servieren.

Menstruationsbeschwerden

Zu den häufigsten Erscheinungen und Beschwerden, über die Frauen während der Menstruation klagen, zählen Gebärmutterkrämpfe, menstruell bedingte Erschöpfungszustände sowie Kopf-, Brust- und Rückenschmerzen.

Heilen mit Arzneimittelersatzstoffen

▶ Aromatherapie

Düfte wirken vor allem auf die unbewussten Anteile der Psyche und können daher unbewusste Menstruationsängste und Verspannungen lindern. Besonders hilfreich sind dabei die ätherischen Öle von Zypresse und Rose.

Anwendung: Geben Sie in den Tagen vor und während der Regel einige Tropfen Zypressen- oder Rosenöl (Sie können auch ein anderes, von Ihnen persönlich bevorzugtes Öl wählen) in 2 Duftlampen oder auf 2 Duftsteine. Stellen Sie diese am besten in Ihrem Schlaf- und Ihrem Wohnzimmer auf.

▶ Nachtkerzenöl

Mit seinen Fettsäuren und seinem Mineralienprofil (viel Magnesium) bietet Nachtkerzenöl bei der Behandlung von Menstruationsbeschwerden gute Linderungschancen.

Nachtkerzenölpräparate erhalten Sie in Apotheken, Drogerien und Reformhäusern. Halten Sie sich bei der Dosierung an die Angaben der Packungsbeilage.

▶ Karneol und Pyrit

Diese beiden Edelsteine haben bei der Behandlung von Menstruationsbeschwerden Tradition. Weil bei Menstruationsbeschwerden häufig auch unbewusste Ängste eine große Rolle spielen, bieten Karneol und Pyrit vor allem durch ihr Aussehen und ihre Symbolik gewisse Linderungschancen. Der Karneol besteht außerdem aus einer Siliziumverbindung, die als blutungsstillend gilt.

Anwendung: Besorgen Sie sich einen der beiden Steine, und tragen Sie diesen während der Tage der Menstruation tagsüber an einer Kette um den Hals.

Grundsätzlich ist der richtige Umgang mit dem Thema »Menstruation« immens wichtig. Mädchen sollten gut Bescheid wissen, was in ihrem Körper passiert, und die Regelblutung als etwas vermittelt bekommen, worauf sie stolz sein können und was ganz natürlich zu ihnen gehört.

Nervosität

Auf der körperlichen Ebene zeigt sich Nervosität durch Herzklopfen, Herzbeklemmung, Schlafstörungen, häufige Kopfschmerzen, Ohrensausen, Magendruck, zittrige Hände und übermäßige Schweißbildung (vor allem an Händen und Füßen). Im Liegen kommt es zu einem Zittern der Augenlider. Seelisch sind nervöse Zustände gekennzeichnet durch innere Unruhe, Angstschübe, schnell hin- und herspringende Gedanken sowie Schwierigkeiten beim Zuhören und Entspannen.

Heilen mit Arzneimittelersatzstoffen

▶ Aromatherapie
Folgende Duftöle bringen Ihr vegetatives Nervensystem ins Gleichgewicht: Bergamotte, Lavendel, Neroli, Palmarosa und Sandelholz.
Anwendung: Geben Sie 8 Tropfen eines der genannten Aromaöle in die Wasserschale der Duftlampe. Sie können die Öle auch mischen.

▶ Türkis
Das blaugrüne Mineral wird in der Edelsteinlehre traditionell als Mittel gegen Unruhe, Willensschwäche und Gemütsschwankungen eingesetzt. Der Türkis enthält Zinn, das man in der Homöopathie bei nervöser Erschöpfung verabreicht.
Anwendung: Halten Sie tagsüber, wann immer es geht, eine Kette aus Türkissteinen in der Hand.

▶ Lezithin
Lezithin gehört zu den wirkungsvollsten »Bioberuhigern«, die die Natur zu bieten hat. Es enthält die beiden wichtigen Nervenvitamine Inosit und Cholin. Lezithinlieferanten sind: Sonnenblumenkerne, Weizenkeime, Bierhefe, Melasse, Eigelb, Vollkornprodukte und Zitrusfrüchte. Isoliertes Lezithin erhalten Sie im Handel meist in Form von Sojalezithin.

▶ Dillsamen
Im Amerika der Pionierzeit verabreichte man Kindern getrocknete Dillsamen, um sie während stundenlanger Gottesdienste ruhig zu halten. Noch heute hört man in den USA für Dill den Begriff »meeting seed«, was so viel bedeutet wie »Samen für Zusammenkünfte«.

Oft spielt bei der Entstehung von Nervosität weißer Industriezucker eine wichtige Rolle. Er lässt den Blutzuckerspiegel zwischen extremen Höhen und Tiefen hin- und herpendeln, so dass für das Nervensystem kein konstanter Versorgungszustand vorliegt. Darüber hinaus verbraucht der Organismus bei der Zuckerverwertung große Mengen an Vitaminen des B-Komplexes.

Dillsamen-Honig-Aufguss
Zutaten: 1 TL Dillsamen, 200 ml Wasser, 1 TL Honig
▶ Die Dillsamen im Mörser zerstoßen und mit kochendem Wasser überbrühen. Für 10 Minuten zugedeckt ziehen lassen, dann abseihen.
▶ Mit Honig süßen und in kleinen Schlucken trinken.
▶ Diesen Tee gegen Nervosität nehmen Sie am besten 3- bis 4-mal täglich zu sich.

Neurodermitis

Das entscheidende Symptom bei Neurodermitis ist der quälende Juckreiz. Er bringt die Betroffenen dazu, die kleinen Allergiebläschen aufzukratzen. Die Bläschen bilden sich vor allem im Gesicht, an Hals, Ellenbeugen, Kniekehlen und am Ohrläppchenansatz.

Heilen mit Arzneimittelersatzstoffen
▶ Lavendelöl
Das wohlriechende ätherische Öl des Lavendels hilft gegen den heftigen Juckreiz.
Anwendung: Geben Sie mehrmals täglich 1 bis 2 Tropfen des Öls pur auf die juckenden Stellen.
▶ Nachtkerzenöl
Die regelmäßige Einnahme von Nachtkerzenöl hat schon so manchen Neurodermitisschub mildern oder sogar verhindern können. Die entsprechenden Präparate sind in der Apotheke erhältlich. Beachten Sie bitte zur richtigen Dosierung die Packungsbeilage.
▶ Hanfsamen und Hanfsamenöl
In klinischen Studien konnte nachgewiesen werden, dass die essenziellen Fettsäuren von Hanfsamen und Hanfsamenöl bei Neurodermitis, prämenstruellem Syndrom und rheumatoider Arthritis medizinisch wirksam sind.
Sie bekommen Hanfsamen und Hanfsamenöl in Apotheken, Drogerien und Reformhäusern. Die Packungsbeilage informiert über die richtige Dosierung. Hanfsamen lassen sich außerdem auch in der Küche sehr gut verwenden.

Der Begriff »Neurodermitis« geht auf die beiden französischen Wissenschaftler Brocq und Jaquet zurück. Sie erkannten Ende des 19. Jahrhunderts, dass es bei chronischen Hautekzemen eine enge Verbindung zu seelischen Befindlichkeiten gibt.

Hanfsnack mit Sojasauce

Zutaten: 100 g Hanfsamen, 10–20 ml Sojasauce

▶ Die Hanfsamen in die Pfanne geben und ohne Fett für 5 Minuten bei mittlerer Hitze und unter ständigem Rühren rösten.

▶ Mit der Sojasauce ablöschen und so lange rühren, bis die Sojasauce vollständig verdampft ist.

▶ Geröstete Hanfsamen schmecken frisch am besten; man kann diese Leckerei gegen Neurodermitis in einem Schraubverschlussglas aber auch bis zu 6 Wochen lang aufbewahren.

Prämenstruelles Syndrom (PMS)

Die PMS-Symptome erscheinen im letzten Drittel des Monatszyklus und steigern sich bis zum Beginn der Periodenblutung. Körperlich zeigen sie sich in Verstopfung, Unterleibsschmerzen, Brustspannen, Hautjucken und Kopfweh. Begleitet sind diese Beschwerden häufig von schlechter Laune, Aggressivität oder auch Zuständen seelischer Labilität oder sogar Depressionen.

Heilen mit Arzneimittelersatzstoffen

▶ Hanfsamen- und Nachtkerzenöl

Die essenziellen Fettsäuren von Hanfsamen- und Nachtkerzenöl aktivieren den Fettstoffwechsel und sorgen dadurch für eine Beruhigung des Verdauungstrakts. Eine Linderung der anderen PMS-Symptome wie Brustspannen und Hautjucken kann ebenfalls beobachtet werden. Halten Sie sich bei der Dosierung beider Öle (sie sind in Apotheken, Drogerien und Reformhäusern erhältlich) an die Angaben der Packungsbeilagen.

▶ Traubensilberkerze

Die Wurzeln der Traubensilberkerze enthalten so genannte Triterpenalkaloide. Weil diese Alkaloide Sexualhormone wie das Östrogen in ihrer Wirkung blockieren, sind sie auch in der Lage, prämenstruelle Beschwerden positiv zu beeinflussen. Traubensilberkerzenpräparate bekommen Sie in der Apotheke. Zur Dosierung bitte auch hier die Packungsbeilage beachten.

> **Es sieht so aus, als hätten schon die Frauen in der Antike unter prämenstruellen Beschwerden gelitten. So berichtet der Philosoph Simonides: »An einem Tag ist sie voller Freude und Lachen, am nächsten Tag ist's gefährlich, sich ihr zu nähern oder sie nur anzusehen.«**

Die Heimat des Schwarzkümmels ist Ägypten. Er wächst aber auch in Südeuropa und Westasien. Heilkräftig sind seine Samen sowie das aus ihnen gewonnene Öl.

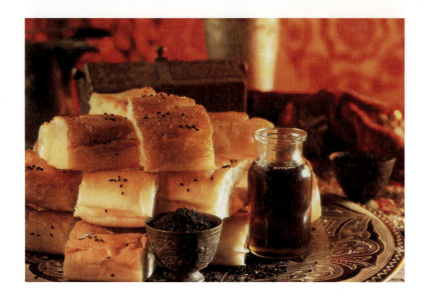

Schmerzhafte Gelenkentzündungen sind, so belegen Ausgrabungen, ein altes Problem. Interessant ist, dass bei Völkern, die sich hauptsächlich vegetarisch oder fischreich ernähren, die Arthritis so gut wie unbekannt ist.

Rheumatische Erkrankungen

Die rheumatische Arthritis verursacht meist mit Schwellungen verbundene Gelenkschmerzen. Betroffen sind vor allem die Finger- und Handgelenke sowie Ellenbogen, Knie und Sprunggelenke. Die Schmerzen sind morgens besonders schlimm und gehen einher mit Gelenksteife. Im fortgeschrittenen Stadium entwickeln sich Rheumaknoten an Gelenken, Knochenvorsprüngen und Sehnen.
Gicht tritt schubweise auf. Die Schübe beginnen meist in der Nacht und können mehrere Tage lang andauern. Sie zeigen sich als Rötung und Schwellung der betroffenen Gelenke mit starken Schmerzen.

Heilen mit Arzneimittelersatzstoffen
▶ Viel trinken
Bei Gicht hilft die Erhöhung der Flüssigkeitszufuhr in vielen Fällen. Sie verbessert die Nierenausscheidung und verringert dadurch die Konzentration kristallbildender Substanzen.
Anwendung: Die ideale Flüssigkeitsmenge liegt bei 3 bis 3,5 Litern pro Tag. Trinken Sie Tee und stilles Mineralwasser.

▶ **Bernstein**
Bernstein enthält Terpene und ätherische Öle, die rheumatische Schmerzen lindern können. Er hat sich besonders bei Gicht bewährt.
Anwendung: Umwickeln Sie die besonders stark schmerzenden Gelenke mit einer Bernsteinkette. Sind die Fingergelenke betroffen, genügt es, einen Bernsteinring zu tragen.

▶ **Hanfsamenöl**
Die mehrfach ungesättigten Fettsäuren des Hanfsamenöls unterdrücken die Entstehung von bestimmten schmerz- und entzündungsbildenden Substanzen in unserem Körper. Hanföl erhalten Sie in Apotheken, Drogerien und Reformhäusern. Zur Dosierung beachten Sie bitte die Packungsbeilage.

▶ **Schwarzkümmel**
Schwarzkümmel enthält große Mengen an mehrfach ungesättigten Fettsäuren wie Linol- und Gamma-Linolensäure. Diese greifen stärkend in unseren Immunapparat ein, indem sie einerseits die Synthese bestimmter Immunregulatoren unterstützen und andererseits die Aktivität schmerz- und entzündungsauslösender Substanzen unterdrücken. Dadurch ist Schwarzkümmel nicht nur ein wichtiges Heil- und Vorbeugemittel bei Abwehrschwäche und Allergien, sondern auch bei entzündlichen Gelenkerkrankungen.

Schwarzkümmel (Nigella sativa) wird gern mit schwarzem Kreuzkümmel (Cuminum) verwechselt. Geschmacklich wie medizinisch bestehen zwischen beiden jedoch große Unterschiede.

Schwarzkümmel-Hagebutten-Tee
Zutaten: 1 EL gemahlener Schwarzkümmel, 1 EL Hagebuttenschalen, 1 TL Süßholzwurzel, 200 ml Wasser
▶ Alle Zutaten miteinander vermischen. 2 Teelöffel davon mit heißem (nicht kochendem) Wasser übergießen, 10 Minuten lang zugedeckt ziehen lassen, dann abseihen.
▶ Trinken Sie täglich 2 Tassen dieses Tees.

Sodbrennen

Die Symptome des Sodbrennens sind ein brennendes Gefühl hinter dem Brustbein, vor allem nach dem Genuss deftiger Speisen, begleitet von saurem Aufstoßen und einem Völlegefühl im Magen.

> Etwa jeder Fünfte leidet unter Sodbrennen, einige davon täglich. Ein Arzt wird allerdings nur selten aufgesucht. Die Betroffenen versuchen eher, sich selbst zu medikamentieren. Sie besorgen sich in der Apotheke Präparate, die alkalische Substanzen enthalten, um damit gegen das lästige Säuregefühl im Hals- und Rachenraum vorzugehen.

Heilen mit Arzneimittelersatzstoffen

▶ **Grüner Tee**

Sodbrennen lindern und heilen zu können, gehört zu den herausragenden Eigenschaften des grünen Tees. Schon im alten China wurde er deswegen geschätzt.

Wissenschaftler zählen den grünen Tee zu den basischen Nahrungsmitteln, die in der Lage sind, die aggressiven Ionen von Säuren wirksam zu neutralisieren. Zwei bis drei Tassen dieses Tees zum Essen getrunken, und der Säuregrad im Magen bleibt selbst bei deftigen und opulenten Speisen halbwegs unter Kontrolle.

Anwendung: Regelmäßig zu den Mahlzeiten grünen Tee trinken. Verwenden Sie nur den 2. und 3. Aufguss. Grüner Tee ist am schonendsten für die Magenwände, wenn er 5 Minuten lang zieht. Bevorzugen Sie milde Sorten wie z. B. Japan Bancha oder China Lung Ching.

▶ **Rotbuschtee**

Wie der grüne Tee, so wirkt auch Rotbuschtee basisch und bändigt dadurch die Magensäuren. Darüber hinaus enthält er kein Koffein, das die Magenwände reizen könnte.

Anwendung: Trinken Sie regelmäßig zu den Mahlzeiten Rotbuschtee. Das Kraut kann ebenfalls mehrfach aufgegossen werden.

Kü-Ka-Lei-Wa-Gemüsesuppe

Diese asiatische Suppe nach einem alten Rezept hat schon vielen Menschen mit empfindlichem Magen geholfen. In ihr verbinden sich mit Kartoffelstärke, Leinsamen und Kümmel traditionelle Verdauungsmittel sinnvoll miteinander.

Zutaten: 2–3 Kartoffeln, 2 TL Leinsamen, 2 TL Kümmelfrüchte, 2 Liter Wasser

▶ Die Kartoffeln sauber bürsten und mit der Schale in mundgerechte Würfel schneiden.

▶ Die Kartoffelstückchen zusammen mit dem Leinsamen und dem Kümmel in einen großen Topf mit Wasser geben, erhitzen und so lange kochen, bis sie gar sind.

▶ Die Suppe über den Tag verteilt lauwarm essen. Die 1. Portion am besten schon morgens vor dem Frühstück zu sich nehmen.

Warzen

Warzen sind gutartige, aber hartnäckige Geschwülste, die durch ein Virus verursacht werden. Sie zeigen sich als linsen- bis bohnengroße, trockene Hauterhebungen, die sich auch farblich von der sie umgebenden Haut abheben.

Heilen mit Arzneimittelersatzstoffen
▶ Teebaumöl
Teebaumöl wirkt virenabtötend und dringt sehr gut in die Haut ein.
Anwendung: Teebaumöl im Verhältnis 1:4 mit Jojobaöl mischen. Die betroffene Stelle mindestens 4-mal täglich mit einem darin getränkten Wattebausch betupfen.
▶ Niembaumöl
In der indischen Medizin wird Niembaumöl mit großem Erfolg gegen Warzenviren angewandt.
Anwendung: Mischen Sie 1 Teil Niembaumöl mit 4 Teilen Olivenöl und 4 Teilen Lavendelöl. Einen Wattebausch in die Mischung tauchen und die Warze damit betupfen. Wiederholen Sie die Anwendung mindestens 4-mal täglich.

Wunden

Unterscheiden lassen sich Schnitt- und Schürfwunden. Bei Schnittwunden zeigt sich in der Haut ein tiefer Spalt, und es kommt zu mehr oder weniger starken Blutungen. Schürfwunden sind eher oberflächliche Hautabschürfungen mit unregelmäßigen, ausgefransten Wundrändern meist infolge starker Reibungskräfte.

Erste Hilfe
▶ Reinigung
Um Infektionen vorzubeugen, sollten die Wundränder zunächst gereinigt werden. Verwenden Sie dazu ein Desinfektionsmittel aus der Apotheke, es eignet sich aber auch eine Mischung aus destilliertem Wasser und einigen Tropfen Teebaumöl.

Warzen werden leicht mit Hautkrebsgeschwüren verwechselt. Entwickeln sich Warzen nach dem 30. Lebensjahr, sollten sie zur Diagnoseabsicherung von einem Hautarzt untersucht werden.

▶ Pflaster

Schnittwunden haben eine kleine Oberfläche und lassen sich dadurch wirksam mit einem Pflaster schützen – sofern die Blutung nicht zu stark ist. Achten Sie darauf, das Pflaster quer zur Schnittrichtung anzulegen, die Klebestreifen dürfen die Wunde nicht berühren. Bei auseinander klaffenden Wundrändern empfiehlt sich ein so genanntes Klammerpflaster aus der Apotheke.

Schürfwunden heilen am besten, wenn Luft an sie herankommen kann. An Stellen, die normalerweise von Textilien bedeckt sind, sollten allerdings auch diese mit einem Pflaster geschützt werden.

Heilen mit Arzneimittelersatzstoffen

▶ Weizengras

Mit Weizengras behandelte Wunden benötigen zur Heilung nur drei Viertel der Zeit, die dies ohne das Körnerelixier dauern würde.
Anwendung: Trinken Sie täglich 100 bis 150 Milliliter Weizengrassaft zur Stärkung der Immunabwehr. Zur äußerlichen Anwendung eine Mullauflage mit Weizengrassaft tränken und für 5 bis 10 Minuten auf die Wunde legen. Führen Sie diese Maßnahme 2-mal täglich durch.

▶ Honig

Wie aus schriftlichen Zeugnissen hervorgeht, war Honig schon bei den alten Ägyptern und Griechen Hauptbestandteil von Wundauflagen. Und das aus gutem Grund. Im Hinblick auf die Wundversorgung besitzt Honig einige entscheidende Vorzüge. Diese liegen nicht nur in seinen antiseptischen und antibiotischen Wirkungen, sondern auch in seiner mechanischen Wirkweise begründet. So ist Honig zwar klebrig, doch seine Wasser bindenden Eigenschaften verhindern, dass die Auflage an der Wunde kleben bleibt.
Anwendung: Bei Schürf- und Schnittwunden hilft eine Paste aus 9 Teilen Honig und 1 Teil Meerrettich.
Leichtere Verbrennungswunden sollten zunächst für 20 Minuten gekühlt werden, bevor man sie mit einem Honigumschlag bedeckt. Dadurch wird der Entwicklung größerer Narben und Blasen vorgebeugt. Bei eitrigen Pickeln hilft eine Auflage aus einem Gemisch von 1 Teelöffel Honig und 30 Tropfen Echinaceatinktur.

Schnittwunden reinigen sich von selbst, wenn sie »ausbluten« können, denn mit dem ausströmenden Blut werden auch infektiöse Erreger fortgespült. Eine Desinfektion ist daher bei einer Schnittwunde nicht so dringend wie bei einer Schürfwunde.

Über den Autor

Dr. Jörg Zittlau hat Philosophie, Biologie und Sportmedizin studiert. Er lehrte und forschte zu diesen Fächern an einer Hochschule und arbeitet heute als freier Wissenschaftsjournalist mit den Schwerpunkten Alternativmedizin, Psychologie und Ernährung.

Leser- und Bestellservice

Heil- und Duftstoffe aus der Natur. Galerie fit & gesund – Der Gesundheitsladen. Mittelweg 19, 20148 Hamburg, Tel./Fax 0 40/4 10 65 19

Literatur

Hellmiß, Margot: Natürlich heilen mit Apfelessig. Südwest Verlag. 19. Auflage, München 1998
Höting, Hans: Lebenssaft Urin. Goldmann. München 1994
Knoller, Rasso: Heilen mit Honig. Falken Verlag. Niedernhausen 1995
Lelley, Jan: Die Heilkraft der Pilze. Econ Verlag. Düsseldorf/München 1997
Lübeck, Walter: Heilen mit Lapacho-Tee. Windpferd Verlag. Aitrang 1997
Peschek-Böhmer, Flora: Heilung durch die Kraft der Steine. Ludwig Verlag. München 1996
Schnaubelt, Kurt: Neue Aromatherapie. vgs. Köln 1995
Zittlau, Jörg/Kriegisch, Norbert: Hausmittel. Südwest Verlag. München 1999
Zittlau, Jörg: Grüner Tee für Gesundheit und Vitalität. Ludwig Verlag. 6. Auflage, München 1999
Zittlau, Jörg: Heilende Gewürzküche. Ludwig Verlag. München 1998
Zittlau, Jörg: Gesund und schön mit Kefir. Ludwig Verlag. München 1998

Hinweis

Das vorliegende Buch ist sorgfältig erarbeitet worden. Dennoch erfolgen alle Angaben ohne Gewähr. Weder Autor noch Verlag können für eventuelle Nachteile oder Schäden, die aus den im Buch gemachten praktischen Hinweisen resultieren, eine Haftung übernehmen.

Bildnachweis

Alle Bilder stammen aus dem Archiv des Südwest Verlags:
Titel/Fond, 6, 24, 83 (Karl Newedel), Titel/Einklinker (Ute Schoenenburg), U4, 1, 56, 67 (Jump/K. Vey), 10, 90 (Dirk Albrecht), 36 (Matthias Tunger), 20, 30, 41, 44, 59 (Christian Kargl), 2, 3, 48 (Siegfried Sperl)

Impressum

Das Werk ist im W. Ludwig Buchverlag erschienen
© 2000 Econ Ullstein List Verlag GmbH & Co. KG, Berlin und München

Alle Rechte vorbehalten. Nachdruck – auch auszugsweise – nur mit Genehmigung des Verlags.

Redaktion:
Christine Waßmann, Axel Bahro
Projektleitung:
Nicola von Otto
Redaktionsleitung und medizinische Fachberatung:
Dr. med. Christiane Lentz
Bildredaktion:
Sabine Kestler
Produktion:
Manfred Metzger (Leitung), Annette Aatz, Dr. Erika Weigele-Ismael
Umschlag:
Till Eiden
Layout:
Wolfgang Lehner
DTP/Satz:
Mihriye Yücel
Druck:
Weber Offset, München
Bindung:
R. Oldenbourg, München

Printed in Germany
Gedruckt auf chlor- und säurearmem Papier

ISBN 3-7787-3819-4

Register

Abwehrschwäche 14, 16, 19, 21, 23, 27, 30, 33, 54, **56f.**, 91
Akne 14, 32, 43, 47f., 52ff., **57f.**
Alkohol 7, 34
Allergien 9, 32, 54, **58ff.**, 91
Angina pectoris 9, 14, 16, 21, 23, 27, 38
Antibiotika 8, 18
Apfelessig 24f., 64
Aphthen 42, 52, **60**
Appetitlosigkeit 16, 23, 35, 37, 53, **60ff.**, 68, 75
Aromaöle 5, **36f.**, 71f., 86ff.
Arteriosklerose 12, 14, 16, 19, 21, 23, 27f., 34f., 38
Aufstoßen 27, **62f.**, 75

Backpulverpaste 74
Bernstein 82, 91
Bierhefe 8, **48f.**, 58, 87
Blähungen 12, 15f., 25, 50, **63f.**
Blasenentzündung 12, 16, 23, 35, **64ff.**
Blutgerinnungshemmer 8f.
Bluthochdruck 8, 12, 16, 19, 26f., 32f., 53, **66ff.**
Bronchitis 12, 16, 19, 35, 41, 53, 56

Cholesterin 14, 19, 27f., 38, 63
Chronische Müdigkeit 14, 23, 38

Darmentzündungen 12, 16, 21, 27f., 49, **68f.**
Darmträgheit/Verstopfung 23, **69f.**
Diabetes mellitus 14, 19, 30, 38, 79
Durchfall 10, 12, 16, 21, 23, 30, 49, 63, 68

Edelsteine 4f., 7, **49f.**, 86f.
Eisenmangel 30ff., **70f.**
Erkältungskrankheiten 12, 19, 25, 27, 30, 33, 40f., 46, **71ff.**
Essig 24f. → Apfelessig

Flüssigkeitszufuhr 77, 80, 90
Fußpilz 39f., 43, 52, **73ff.**

Gastritis 17, 19, 21, 23, **75f.**
Gelée royale **44f.**
Gemüse 5, 10ff., 61ff., 69, 71, 75

Gewürze 4f., 14ff., 64, 80, 83, 85
Gicht 12, 16, 23, 28, 35, 90f.
Grapefruitkernextrakt **51f.**, 58, 60, 72
Grüner Tee 4, 8, **25ff.**, 56, 62f., 67, 74, 77f., 84f., 92

Hanfsamen 7, **12ff.**, 88f., 91
Harnsteinleiden 12, 16, 23, 27f., **76ff.**
Heiserkeit 16, 25, 42, 46, 53, **78**
Herpes labialis 39f., 43, 52, 54, **79**
Herz-Kreislauf-Erkrankungen 11, 16, 26, 34
Herzinfarkt 9, 14, 21, 27, 38, 67
Honig **45f.**, 72, 80, 94
Husten 16, 40ff., 46, 53f., 71, **79ff.**

Immunsystem 13, 21, 30, 33, 56
Insektenstiche 16, 25, 50, 54

Joghurt 8, **20f.**, 56, 76, 85
Johanniskraut 8

Kalzium 9, 23, 31, 38
Kalziumantagonisten 9
Kartoffelsaft 62
Kartoffelwickel 78
Kefir 4, 8, **22ff.**, 56, 61, 68, 71, 76, 85
Knoblauch 15, 46, 67, 73
Koffein 8, 26, 75
Kombuchatee **28ff.**, 69, 84f.
Kopfschmerzen 17, 26, 33, 37, 50, 71, **81f.**, 86f.
Krampfadern 69, **82ff.**
Kräuter 14ff., 61, 65, 87
Krebserkrankungen 5, 11, 21, 27f., 31f., 79, **84f.**

Lapachotee 9, 29f., 84f.
Lezithin 87

Medikamente, Wechselwirkung mit Nahrungsmitteln 7ff.
Menstruationsbeschwerden 17, 33, 37f., 50, **86**
Migräne 19, 81
Milchprodukte 8f., 20ff.
Multiple Sklerose 14

Nachtkerzenöl 13, **38**, 86, 88f.
Nervosität 17, 33, 37, 46, 50, **87f.**
Neurodermitis 13f., 30, 53, **88f.**
Niembaumöl 5, **39**, 79, 93
Nikotin 7

Noradrenalin 8

Obst 5, 10ff., 61, 65, 69, 71, 75f., 82
Öle, ätherische → Aromaöle
Osteoporose 9, 17, 23, 32, 35

Palmarosaöl 5, 40, 74, 79
Papaya 76
Pfefferminzöl 81f.
Pilze **18f.**
Pilzerkrankungen 17, 30, 39f., 43, 51f., 54ff.
Prämenstruelles Syndrom (PMS) 13f., 38, **89**
Propolis **47**, 57

Rezepte 57, 62, 65f., 68, 73, 76, 85, 88f., 91f.
Rheumatische Erkrankungen 17, 19, 50, **90f.**
Rosmarin 15
Rotbuschtee 9, **31f.**, 59, 70f., 84f., 92

Salbei 5, 15, 74
Salz **52f.**, 78
Sauerkraut 8f., 11, 70
Schuppenflechte 14, 30, 48f., 52f.
Schwarzkümmel 64, 91
Senfbrei 77
Shiitake 19, 67f.
Sodbrennen 12, 21, 23, 25ff., 32, 53, 75, **91f.**
Sonnenblumenöl 5, **41f.**, 60, 71, 78

Teebaumöl 5, 7, **42f.**, 58, 65, 74, 79f., 93
Tetracycline 8
Thymian 5, 15
Traubensilberkerze 89

Urin 4f., **53f.**, 59f., 79

Verstopfung 12, 17, 19, 35, 63
Vitamin K 8f., 13
Vitamine 11, 18f., 23, 38, 46, 48f.

Warzen 39, 43, **93**
Wasser(anwendungen) 4f., **32f.**, 66, 84
Wein **34f.**, 70
Weißkohlsaft 75
Weizengrassaft **55**, 94
Wunden 46f., 55, **93f.**

Zahnfleischentzündungen 7, 17, 39, 42f., 51, 54